AF500389

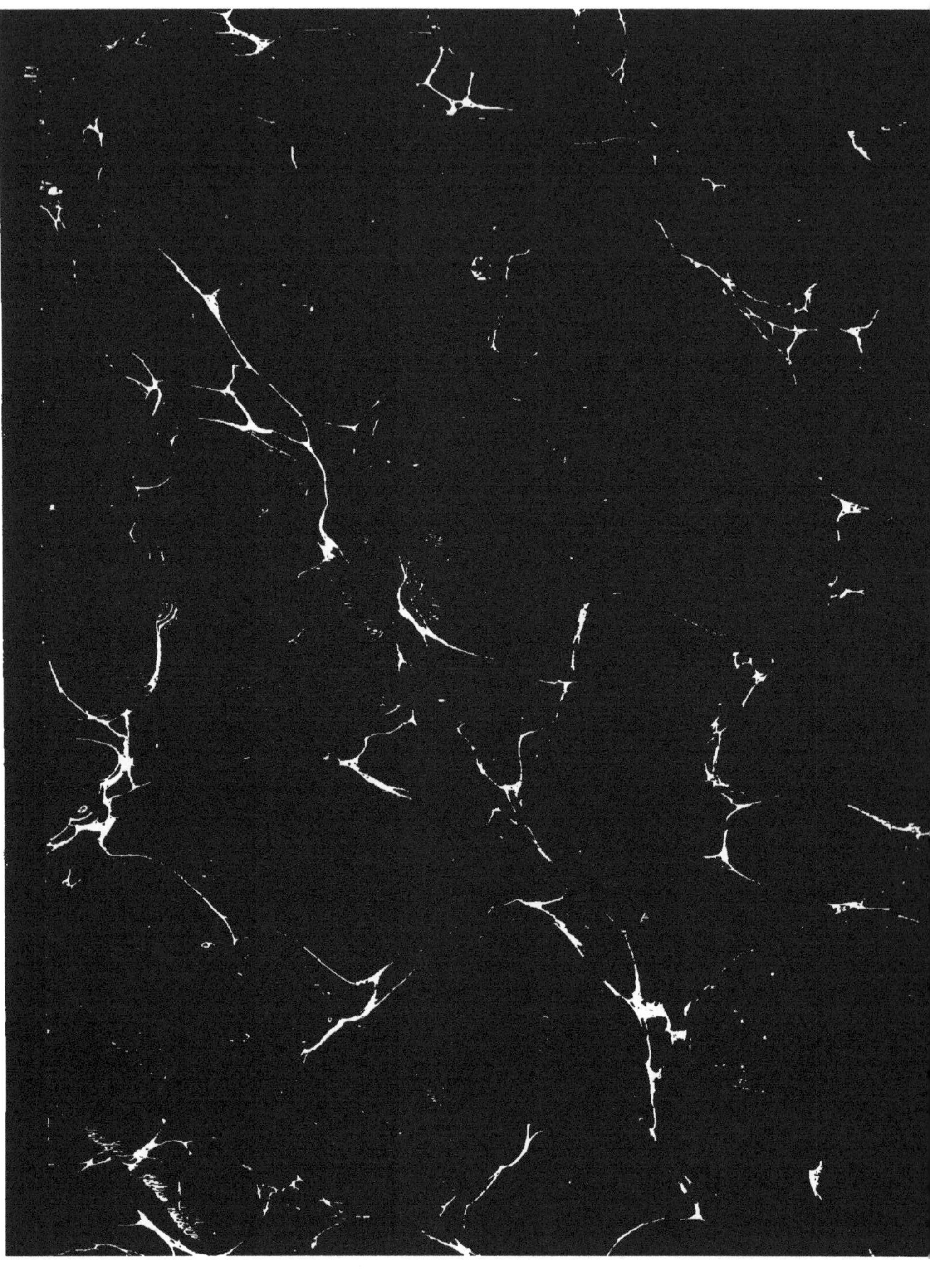

HISTOIRE

PHYSIOLOGIQUE ET PATHOLOGIQUE

DE

LA SALIVE.

IMPRIMERIE LE NORMANT,
Rue de Seine, n° 8.

HISTOIRE

PHYSIOLOGIQUE ET PATHOLOGIQUE

DE

LA SALIVE

Considérée particulièrement sous le rapport de ses usages, du rôle que joue ce fluide dans les fonctions digestives et dans les affections gastriques,

PAR LE D[r] AL. DONNÉ,

Ex-chef de clinique de la Faculté de Médecine de Paris, membre de la Société philomathique, de la Société médicale d'Emulation, de la Société anatomique, etc.

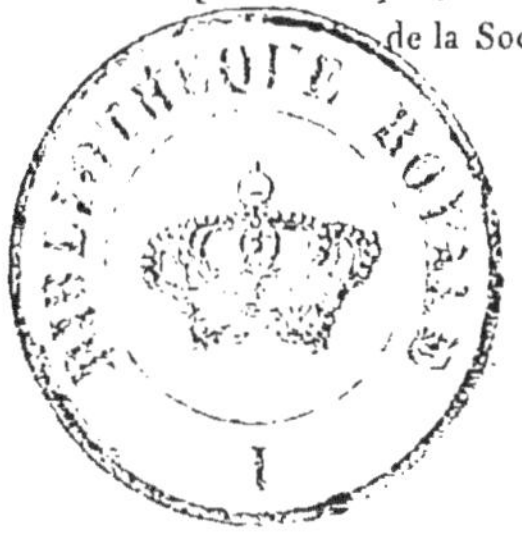

In eâ J. F. Helvetius, adeptus eremita, lapidem philosophorum quæsivit.
(HALLER, *Elementa Physiologiæ.*)

PRIX : 2 FR. 25 CENT.

Paris.

BÉCHET J[E], PLACE DE L'ÉCOLE DE MÉDECINE, 4.

1836.

AVERTISSEMENT.

J'ai publié, dans le courant de l'année 1835[1], un travail sur les *Caractères chimiques de la Salive, considérée comme moyen de diagnostique dans quelques affections de l'estomac*; dans l'ordre naturel des idées, ce travail n'eût dû venir qu'après ces nouvelles recherches; mais l'esprit, comme on sait, ne suit pas toujours dans sa marche

[1] *Archives générales de Médecine.*

l'ordre le plus méthodique; ainsi ce n'est qu'après avoir constaté l'existence de certaines altérations de la salive, et avoir rapproché ces altérations des cas pathologiques dans lesquels elles se présentent, que j'ai réfléchi aux usages physiologiques de ce fluide, sécrété en si grande abondance et sans interruption. Le résultat de mes études et de mes expériences à ce sujet, fondu avec mes anciennes recherches sur les altérations pathologiques de l'humeur salivaire, formant une histoire à peu près complète de ce fluide, je les réunis dans ce Mémoire où l'on trouvera, je crois, tout ce que l'on sait d'important sur cette matière dans l'état actuel de la science.

HISTOIRE PHYSIOLOGIQUE ET PATHOLOGIQUE DE LA SALIVE.

CONSIDÉRATIONS PRÉLIMINAIRES.

Ce que je vais dire des usages de la salive devra être d'autant mieux accueilli des physiologistes, que je n'attaque ni ne détruis aucune des opinions admises par les auteurs; je ne fais qu'ajouter un point aux faits déjà connus, ou même que tirer les conséquences d'un fait existant dans la science, auquel on n'a pas attaché l'importance qu'il me semble mériter.

Quelques mots sur l'histoire de la salive ne seront pas inutiles avant d'entrer en matière; à une époque où l'on revient volontiers vers la médecine humorale, il sera bien permis de signaler les travaux des médecins du dernier siècle qui ont écrit de gros volumes sur la salive, sur ses propriétés, ses usages, ses qualités merveilleuses, etc... Ce liquide, que les physiologistes modernes traitent en une demi-page, a fait le sujet d'un grand nombre de dissertations, de volumineux traités à peu près oubliés aujourd'hui, et n'occupe pas moins de dix pages in-folio dans les œuvres de Frédéric Hoffmann. Il faut convenir que l'oubli dans lequel sont tombées la plupart de ces longues dissertations sur nos humeurs et la salive en particulier n'est que trop mérité. Au milieu de tant d'assertions exprimées sans hésitation et sans critique, par des auteurs qui ne font que se copier les uns les autres, au milieu de ces longs récits de faits apocryphes, d'opinions d'école ou de préjugés populaires, il est si rare de trouver une seule expérience, ou seulement une observation attentive de la nature, que l'esprit éprouve un véritable soulagement, une satisfaction réelle, quand par hasard il tombe sur l'examen d'un fait par un esprit indépendant. Aussi m'abstiendrai-je de faire ici un étalage d'érudition aux dépens de ceux qui voudront bien me lire; je leur ferai grâce de beaucoup de dissertations qu'il m'a fallu parcourir et pour lesquelles ils n'auraient probablement pas l'intérêt de curiosité qui me portait à la recherche des opinions anciennes sur le sujet qui m'occupe. Je ne citerai des traités de Nuck, Lanzoni, Frédéric Hoffmann, Schurig, etc., que ce qui est indispensable à l'histoire de la salive, et j'arriverai promptement à Haller et aux physiologistes de notre époque.

L'histoire chimique de la salive n'a été bien connue que dans ces derniers temps; mais quant à ses usages physiologiques, on peut dire qu'il n'y a été rien ajouté depuis ce qu'en a dit Haller, comme on le verra par les citations de ce grand physiologiste; on s'est pourtant souvent occupé de l'influence du fluide salivaire, particulièrement sous le rapport de son action digestive; sans parler des célèbres expériences de Spallanzani dans le dernier siècle, Montègre n'a pas oublié la salive dans ses recherches sur la digestion, et l'on possède aussi des observations de Stevens sur le même sujet. Mais il me sera facile de prouver combien la science est restée stationnaire sous le rapport des usages physiologiques proprement dits de la salive, en montrant que la grande dissertation de Siebold, intitulée : *Historia systematis salivalis*, et datant de 1797, est encore aujourd'hui le Mémoire original dans lequel puisent tous les auteurs qui écrivent sur ce sujet et auquel ils renvoient leurs lecteurs; ce travail fait encore loi dans la science comme le plus exact et le plus complet. Or cette dissertation inaugurale de Siebold, à laquelle on ne peut refuser le mérite de l'érudition, reproduit fidèlement l'état de la science à l'époque où elle a paru, mais elle n'est au fond qu'une longue compilation dans laquelle sont rapportés sans critique et presque sans choix les opinions et les préjugés, les vérités et les erreurs; les faits n'y sont appuyés d'aucune expérience nouvelle, et l'auteur ne cherche pas d'autres preuves à ses assertions que l'autorité d'un nom, sans aucune vérification. Son travail a pourtant l'avantage de présenter un cadre complet du sujet qu'il embrasse, et tel est son amour des divisions méthodiques, qu'il ne veut rien omettre, pas même les choses qui n'ont jamais été observées, mais qui, pouvant exister, doivent forcément trouver place dans quelqu'une des parties de son tableau; j'en citerai un curieux exemple, ne fût-ce que pour montrer les progrès qu'a faits l'esprit philosophique dans l'étude des sciences; assurément personne aujourd'hui n'aurait l'idée de suppléer avec tant de naïveté au défaut de l'observation. Ayant à parler de l'influence de la diminution ou de la suppression de la sécrétion salivaire : « Rarement, dit-il, la sécrétion est tout-à-fait supprimée et tarie dans le système salivaire entier. *Supposons ce vice exis-*

tant, de telle sorte que le sang retienne les principes dont la salive est composée; alors je pense que vraisemblablement il se produira la même altération du sang que dans les maladies connues sous le nom de *polycholie.* J'appellerai *polysalie* cette altération, extrêmement rare, etc. *Raro in systemati salivali universali omnis secretio suppressa est et silet. Fingamus hoc vitium adesse, et ità quidem ut sanguis stamina ista, ex quibus saliva composita est, contineat; tunc verisimillum duco, idem vitium sanguinis produci, quod in polycholiâ sic dictâ fieri noscimus. Hoc vitium ego polysaliam denominarem, quam raris casibus admunero.....*

C'est avec la même assurance que Siebold trace toute l'histoire de la sécrétion du pancréas, des usages du fluide pancréatique, de ses propriétés, de ses altérations, etc., et qu'il donne des noms aux maladies qui en résultent.

Mon travail sera divisé en deux parties : la première présente, dans un premier chapitre, un résumé abrégé des opinions des principaux auteurs qui ont traité de la salive depuis environ un siècle, depuis Nuck jusqu'à nous; dans la seconde j'établis l'un des plus importans usages que l'on doit, suivant moi, attribuer à la salive; et dans le dernier je cherche à démontrer quelle influence peuvent avoir les altérations du fluide salivaire sur l'économie; la deuxième partie traite des caractères chimiques de la salive, considérée comme moyen de diagnostique dans quelques affections de l'estomac.

Première Partie.

CHAPITRE PREMIER.

§ Ier.

Propriétés de la salive.

Duverney, en 1687, avait déjà constaté l'alcalinité ou au moins le caractère neutre de la salive dans l'état normal et chez les individus sains, et son acidité chez les malades. On lit dans son Mémoire cité dans l'histoire de l'Académie des sciences [1] : « La salive des jeunes gens *n'a point*

1 An. 1686, t. II, p. 23.

rougi le tournesol; celle des personnes âgées l'a rougi ; celles des personnes scorbutiques l'a rougi beaucoup plus fort. »

Schurig, dans sa *Sialologie*, dit que : « chez divers sujets et à différens momens, quelquefois même chez le même individu, tant à cause de la nature des alimens qu'à cause de l'état sain ou malade, les auteurs ont trouvé la salive tantôt salée, tantôt acide et quelquefois neutre, au moyen de l'analyse chimique ou de quelque autre méthode d'expérimentation [1].

Haller s'exprime ainsi sur ce point : « Dans un homme sain, ne faisant point abus de vin, la salive ne présente aucune aigreur notable, elle ne rougit pas le suc de l'héliotrope ; il en est du moins certainement ainsi de la mienne; ceux qui prétendent l'avoir trouvée acide, ont sans doute été induits en erreur par l'usage du vin ou par quelque vapeur de l'estomac mêlée à ce fluide, ou enfin par quelque état morbide, car j'ai répété l'expérience des centaines de fois.... Je ne nie pas qu'il ne puisse y avoir dans la salive, comme dans le

1 « In diversis subjectis et pro diverso tempore, imo in eodem quandoque subjecto, tum ratione assumptarum, tum ratione statûs sani et morbosi per analysin chymicam aut per alia experimenta, autores modo salinum, modo acidum, interdum etiam neutrum saporem in salivâ observasse. »

sang, quelque acide faible et caché; seulement il ne domine pas, et l'utilité de la salive n'en dépend pas. Mais je ne crois pas non plus qu'elle soit alcaline chez les individus sains, et quoique je ne le nie pas, je ne l'ai pas vue se putréfier par l'usage du mercure et donner des signes d'alcalinité; elle se putréfie facilement, et cependant elle retarde la putréfaction de la viande à laquelle on la mêle, sans doute à cause de sa nature muqueuse [1].

On voit que Haller ne connaissait pas aussi bien que ses prédécesseurs les vrais caractères de la salive, puisqu'il niait qu'elle fût alcaline à l'état normal. Siebold soutient la même opinion dans sa dissertation : « Du papier teint avec la couleur de l'héliotrope, dit-il, et rougi ensuite dans un acide étendu, a été mis dans une once de salive récente et recueillie avec soin; le papier est resté pen-

1 *Saliva*, sano in homine, neque vino multum intente, absque conspicuo acore est, neque succum heliotropii rubro colore tingit, certe non mea. Qui acidam se vidisse sibi visi sunt, iis vini usus, aut ventriculi vapor admixtus, aut morbus imposuisse potuit, centies enim experimentum repetii..... Occultum parcumque acorem inesse, ut in sanguine, non repugno, tantum ut neque dominetur, neque ex eo salivæ utilitas pendeat. Sed neque lixiviosam credam esse in sano homine, neque ejusmodi phænomena vidi, et si non recuso, abusu argenti vivi putrescere, et signá edere naturæ alcalinæ. Cito certo putrescit, et tamen addita carnis putrefactionem retardat, iterum forte ex mucosâ suâ indole. (Haller, *Elementa Physiologiæ*, t. VI, sect. II, p. 93.)

dant une demi-heure, et sa couleur n'a point changé [1]. »

Mais dans ces derniers temps l'analyse chimique et les expériences des physiologistes ont parfaitement démontré les propriétés alcalines de la salive chez les individus sains; sans entrer dans de longs détails à ce sujet, je dirai que j'ai fait pour ma part un très-grand nombre d'essais sur les propriétés de la salive chez l'homme et chez plusieurs animaux dans toutes les conditions que j'ai pu rencontrer. Il en est résulté qu'elle est constamment alcaline à un degré prononcé, avant, pendant et dans l'intervalle des repas, toutes les fois que les fonctions de l'estomac se font régulièrement. Je ne puis pas dire combien de fois depuis plusieurs années j'ai constaté ce caractère de la salive sur moi-même et sur des individus sains, à toutes les heures de la journée, et je l'ai toujours trouvé invariable. Au reste, il me suffira de citer le passage suivant de l'ouvrage de MM. Tiedemann et Gmélin : « La salive de la plupart des personnes que nous expérimentâmes colorait faiblement en bleu la teinture rougie; chez d'autres elle était

1 Chartula tinctura heliotropii tincta et dein acido diluto rubefacta, imponitur unciæ recentis et bene percolatæ salivæ oris. Manet chartula in ea per horæ dimidium, sed color minime mutatur. (SIEBOLD, *Historia systematis Salivalis*, p. 47.)

neutre; *jamais la salive d'un sujet sain nè se comporta comme un acide;* la salive et le mucus de l'œsophage, disent plus loin ces auteurs, sont *alcalins dans tous les cas*, non seulement dans l'homme, mais dans les différentes classes d'animaux où existent ces fluides [1]. »

§ II.

Usage de la salive.

Il était nécessaire de rappeler les opinions des auteurs sur l'un des principaux caractères de la salive, afin de voir si nous trouverons dans ce qu'ils disent des usages de ce fluide des considérations en rapport avec ce caractère.

Si nous voulions résumer en quelques mots les opinions des physiologistes depuis Nuck jusqu'à Haller, et même depuis Haller jusqu'à nous sur ce point, nous pourrions dire que la salive a été considérée tantôt *à priori*, et tantôt expérimentalement, comme étant un fluide destiné d'abord à humecter la bouche, à favoriser les

1 *Recherches expérimentales physiologiques et chimiques sur la digestion.*

mouvemens de la langue, à faciliter la parole, la déglutition, etc.; puis ensuite à pénétrer les alimens, à leur faire subir une première altération avant leur élaboration dans l'estomac, et même comme étant propre à aider l'action dissolvante du suc gastrique. Ainsi les usages de la salive se partageraient en deux parties distinctes, suivant qu'ils s'appliqueraient aux fonctions mécaniques de la bouche ou aux fonctions digestives de l'estomac. Que l'on parcoure tous les auteurs qui ont traité de ce fluide depuis un siècle, et l'on verra qu'ils sont tous à peu près d'accord; la seule différence qui existe entre les anciens et les modernes, c'est que les premiers, comme je l'ai dit, se sont à peu près contentés d'assertions, ont avancé les faits sans preuve, et que les derniers, au contraire, se sont efforcés de déterminer, par des expériences directes et positives, la part que prend la salive aux phénomènes de la digestion. Nous allons citer quelques passages des uns et des autres pour montrer que les usages de la salive sont au moins aussi complètement indiqués dans Hoffmann que dans les physiologistes de ce temps-ci.

Ainsi, après avoir longuement énuméré les usages de la salive qu'il regarde comme favorisant la perception des saveurs, la déglutition des alimens, comme servant à humecter le gosier, Hoffmann se résume ainsi : « Enfin, le principal usage de notre salive paraît être de servir de menstrue naturelle à l'estomac pour la coction, la fermentation, la digestion, et en un mot à la chylification des alimens. »

Schurig traite des usages de la salive dans un certain nombre de chapitres où il la considère sous le rapport de la mastication, de la déglutition, de la saveur, de la parole et de la chymification. Haller est aussi complet que possible sur ce point : « L'utilité de la salive est double, dit-il; une partie est avalée, et pendant la nuit rien n'en est rejeté, quoique pendant ce temps elle soit sécrétée en plus petite quantité; pendant le jour, même hors le moment des repas, les hommes bien portans et bien élevés avalent aussi la plus grande partie de leur salive ; elle livre à l'estomac les alimens déjà en partie dissous dans la bouche; elle diminue la force des boissons spiritueuses; elle pénètre les alimens qui sont broyés et mâchés, les ramollit, les moule d'une façon convenable à la déglutition et à la digestion; pendant les mouvemens répétés des mâchoires et de la langue, elle dissout et délaie les sels des substances.....; elle introduit dans les moindres intervalles des élémens nutritifs l'air qui lui est si intimement uni; elle accommode aussi la saveur des alimens au sens du goût en dissolvant les sels; elle ajoute du plaisir aux mets préparés, et de cette manière elle invite l'homme à exercer une fonction utile et nécessaire, la manducation [1]..... »

Siebold ne s'exprime pas bien nettement sur les usages physiologiques de la salive : « Les expériences de Spallanzani, dit-il, nous apprennent quels avantages il résulte pour la digestion de l'afflux de la salive; en outre, l'expérience nous montre que de l'expulsion d'une trop grande quantité de ce fluide naît la cardialgie, la consomption, etc..... Mais de quelle manière et dans quel degré la salive mêlée au suc gastrique favorise-t-elle la digestion? Cette question est problématique [2]. »

1 Salivæ utilitas, duplex ea est; pars deglutitur, noctu quidem omnis, etsi eo tempore saliva parcum paratur; interdiù, extra tempus sumendi cibi, in sano et benè morato homine pars maxima... In ipso ore saliva ventriculo cibum jam pene dissolutum tradit, potus vehementiores debilitat; cum cibo morso et manducato subigitur, eum mollit, in pastam ad deglutitionem, ad digestionem aptam figurat; diuturno maxillarum et linguæ motu diligenter intertrita sales solvit et diluit..... Acrem, spumâ suâ tenaciter inviscatum, in minima alentium elementorum intervalla introducit. Saporem etiam ciborum sensui nostro accommodat, dum sales solvit, gratiamque patienter subacto cibo addit, eoque modo hominem ad necessarium et utile opus manducationem invitat.

2 Cæterum experimenta Cel. Spallanzani docent quanta emolu-

Les expériences de Montègre ne peuvent pas nous apprendre grand'chose sur les usages de la salive; ignorant en effet la nature de la véritable composition du suc gastrique, attribuant l'acide qu'il contient, non à ce suc lui-même, mais à la fermentation des substances alimentaires dans l'estomac, ce physiologiste confondait le suc gastrique et la salive : « Je ne trouve, dit-il à la page 42 de son Mémoire, aucune différence entre la salive et le suc gastrique, à l'acidité près qui n'est point un caractère constant du suc gastrique. Le suc gastrique, dit-il plus loin, n'est autre chose que la salive; l'acidité dont il jouit fréquemment est produite par les altérations de la salive dans l'estomac, altérations semblables à celles qu'éprouvent les autres matières alimentaires; la salive et le suc gastrique destiné à être digéré ont pour usage principal de délayer et liquéfier les alimens solides, et sans doute de leur communiquer un premier degré d'animalisation, etc. » J'expliquerai plus loin la cause de toutes les contradictions que l'on remarque non

menta ex affluxu salivæ digestioni exsurgant. Præterea experientiâ edocti sumus, e nimiâ salivæ jacturâ, cardialgiam, tabemque corporis ipsam oriri..... Quomodo et quantum vero saliva succo gastrico admixta digestionem promoveat, quæstio est problematica. (SIEBOLD.)

seulement dans Montègre, mais dans tous les physiologistes sur la nature du suc gastrique que l'on trouve tantôt acide et tantôt neutre.

J'arrive maintenant aux physiologistes de cette époque, qui traitent généralement de la salive en quelques mots, et sans rien ajouter à ce que l'on savait avant eux des usages de ce fluide. Voici comment s'exprime à ce sujet M. Ribes, dans son article du grand *Dictionnaire des Sciences médicales* : « La salive fournie par les glandes parotides, maxillaires et sublinguales, paraît avoir pour usage de se mêler avec les alimens dans le temps de la mastication, de les imbiber, de les pénétrer et de les disposer à être plus facilement digérés dans l'estomac. C'est sans doute pour cette raison que la salive est portée dans la bouche en plus grande abondance pendant la mastication. On ne peut point douter également que la salive ne soit le premier agent de la digestion, aussi est-il de la plus grande importance de bien mâcher les alimens..... Quand on crache en trop grande quantité, on perd l'appétit et l'on digère difficilement, etc..... »

L'auteur de l'article du *Répertoire des Sciences médicales* va plus loin; il n'exprime, il est vrai, qu'un doute; mais ce doute est plus près de la vérité. « La salive, dit M. Raige-Delorme, a-t-elle seulement pour but de ramollir, de lier les substances, d'humecter les passages, de favoriser les glissemens? Seraient-ce là les seuls usages de cette humeur dont il se sécrète une quantité si considérable, et qui n'est pas tout entière employée à pénétrer les alimens, mais qui va dans l'estomac se réunir aux liquides exhalés par cet organe pour les besoins de la digestion?.... L'alcalinité de la salive, poursuit-il, paraît jouer un rôle remarquable; car, d'après les recherches de M. Mitscherlich, ce fluide, qui hors le temps des repas *est acide*, devient alcalin pendant la mastication..... »

Il est fâcheux que cette présomption du rôle important que joue l'alcalinité de la salive repose ici sur une fausse observation; il n'est pas exact, en effet, que la salive *soit acide* hors le temps des repas, du moins dans l'état normal.

M. Adelon, dans son *Traité de Physiologie*, présente un long résumé de tout ce que l'on a dit des propriétés et des usages du fluide salivaire, et M. Magendie, suivant sa méthode ordinaire, n'expose que ce qui est positif et démontré, sans se jeter dans les considérations hasardéès : « La salive, dit ce célèbre physiologiste, est un des fluides digestifs les plus utiles; elle favorise le broíement et la division des alimens, elle aide leur déglutition et leur transformation en chyme; elle rend aussi plus faciles les mouvemens de la langue dans la parole et le chant. La plus grande partie du fluide est portée dans l'estomac par les mouvemens de déglutition; une autre partie doit se vaporiser et sortir avec l'air expiré quand celui-ci traverse la bouche. » Suivant MM. Lassaignes et Leuret, « la salive a pour usage de ramollir les alimens et de les préparer à la chymification..... Elle n'a aucune propriété dissolvante anti-putride, etc..... ».

Enfin, MM. Tiedemann et Gmélin, dans leurs patientes investigations sur le même sujet, tirent les conclusions suivantes de leurs nombreuses expériences et de celles qui ont été faites par Réaumur et Spallanzani en particulier: « 1° La salive agit d'une manière mécanique sur les alimens; elle les humecte et en forme une masse visqueuse facile à avaler. 2° Avec le concours de la chaleur de la bouche, elle contribue à la dissolution des alimens, tant par la grande quantité d'eau qu'elle contient que par ses autres principes dissolvans. Plusieurs alimens simples, tels que le sucre, la gélatine animale et le mucus végétal, sont déjà liquéfiés dans la bouche par l'eau de la salive. Au moyen des carbonates et acétates de potasse et de soude, et des chlorures de potassium et de sodium qu'elle contient, elle ramollit les alimens et peut même les dissoudre tant soit peu, quoique d'une manière faible seulement. Ici se rapportent les expériences de Réaumur et de Spallanzani sur les ruminans. Ces animaux, à qui l'on fit avaler des substances alimentaires renfermées dans des tubes, les digérèrent beaucoup plus facilement après qu'elles eurent été humectées de salive qu'après qu'elles eurent été imbibées d'eau pure. Nous n'osons pas décider si le sulfocyanure de potassium concourt pour sa part au ramollissement des alimens; peut-être sert-il à anéantir en eux la faculté vitale de se contracter. 3° La salive contribue sans doute aussi à l'assimilation des alimens, et leur communique la faculté de s'animaliser plus facilement. Cette opinion s'appuie sur ce que les animaux herbivores ont les glandes salivaires beaucoup plus grosses que ceux qui vivent de substances animales..... 4° Enfin, la salive est, comme l'on sait, le milieu à l'aide duquel les alimens exercent leur influence sur les nerfs de l'organe gustatif, puisque les substances alimentaires ne peuvent faire naître les sensations du goût que quand elles se trouvent dans un certain degré d'humectation et de dissolution. »

Tel est véritablement l'état actuel de nos connaissances sur les usages de l'humeur sécrétée par les glandes salivaires; il serait inutile de multiplier davantage les citations pour mettre le lecteur à même d'apprécier les nouvelles considérations que je vais présenter dans le second chapitre de ce Mémoire sur le rôle que joue la salive, que la déglutition conduit incessamment et en si grande abondance dans l'estomac de la plupart des animaux.

CHAPITRE II.

§ 1er.

Usage interne de la salive. — Du rôle que joue le principe alcalin de ce fluide.

Le caractère alcalin de la salive dans son état normal est maintenant si bien démontré, tant par les recherches de MM. Tiedemann et Gmélin, qui ont constaté l'alcalinité de ce fluide dans *dans toutes les classes d'animaux où il existe*, que par mes propres expériences, que je n'y reviendrai pas davantage dans ce Mémoire; je passe de suite au rôle que joue, suivant moi, cette humeur dans l'estomac, et qui n'a encore été signalé par personne. Les recherches auxquelles je me suis livré sur l'histoire scientifique de la salive, et sur lesquelles je me suis suffisamment étendu dans le premier chapitre, ont eu non seulement pour but de faire connaître d'une manière générale l'état actuel de la science sur ce sujet, mais encore de m'assurer que la salive n'avait été considérée par aucun auteur ancien ou moderne sous le point de vue que je vais envisager ici. Or, je puis assurer qu'à l'époque où l'on fit jouer un si grand rôle aux acides de nos humeurs, qu'à l'époque où les théories chimiques de Sylvius de Leboé étaient en vogue, aussi bien que dans ces derniers temps où les analyses les plus exactes de la salive ont été faites, où la nature du suc gastrique a été mieux étudiée, je n'ai rien trouvé sur l'usage et l'utilité que l'on peut attribuer à l'alcali de la salive et à sa réaction sur le suc gastrique. Ce n'est pas que la propriété particulière de la salive sur laquelle j'insiste ne fût connue depuis long-temps, puisqu'elle avait été déjà, ainsi qu'on l'a vu, assez bien indiquée par Duverney; et depuis lors, les nombreuses recherches qui ont été entreprises sur le suc gastrique, à dater de Spallanzani jusqu'à Montègre, et depuis celui-ci jusqu'à MM. Tiedemann et Gmélin, Lassaignes et Leuret, auraient assurément dû mettre sur la voie; mais il suffit de lire le travail de ces auteurs pour se convaincre que personne n'a encore songé au rôle que la salive joue, suivant moi, dans l'estomac, ni à expliquer la cause des variétés que l'on trouve dans la composition de ce suc, particulièrement sous le rapport de son acidité, par son mélange avec la salive; il est même curieux de voir que l'influence de la salive ait été si complètement oubliée et méconnue au milieu de la diversité d'opinions émises sur la nature du suc gastrique; et cependant cette influence de la salive est si naturelle, elle indique si bien les variations que chaque expérimentateur a trouvées dans le degré d'acidité du suc gastrique, cette influence me paraît si incontestable, que je crains bien qu'on ne voie rien de nouveau dans mon travail, et que l'on n'y trouve qu'une conséquence tirée de faits existans et tout exprimés dans ces auteurs.

Le passage suivant de l'ouvrage de MM. Tiedemann et Gmélin va montrer dans quel doute on est encore sur la véritable composition du suc gastrique, et dans quelle ignorance sur les causes qui font varier son degré d'acidité. « Quant à ce qui concerne la composition du suc gastrique, disent ces physiologistes, un grand nombre de physiciens anciens et modernes, Wepfer, Viridet, Rast, Réaumur, Spallanzani, Scopoli, Stevens, Carminati, Brugnatelli, Vauquelin et autres, ont bien cherché à la découvrir; mais leurs recherches n'ont abouti à aucun résultat satisfaisant. Il n'y a point de fluide animal par rapport aux propriétés duquel les chimistes et les physiologistes aient émis des opinions si peu d'accord les unes avec les autres, et même si contradictoires, qu'à l'égard du suc gastrique; les uns l'ont cru acide, d'autres alcalin, d'autres encore neutre. Quelques uns des plus grands chimistes du siècle n'ont pas même osé se prononcer sur sa nature, et ont avoué franchement leur ignorance sur tout ce qui concerne l'histoire de ce fluide important.

« Il suit de nos expériences que la petite quantité de fluide qu'on trouve dans l'estomac non irrité chez les chiens et chez les chevaux à jeun, est presque neutre, ou du moins faiblement acide; mais que quand l'estomac a été irrité par des cailloux ou par du poivre, le suc gastrique, beaucoup plus abondant, contient un acide à l'état de liberté, et rougit la teinture de tournesol....

« Nos expériences, disent-ils en note, répandent du jour sur les expériences contradictoires des physiologistes, relativement à la neutralité et à l'acidité du suc gastrique de l'homme..... Spallanzani trouva le suc gastrique qu'il avait vomi le matin à jeun légèrement salé, mais ne donnant aucun signe d'acidité ni d'alcalescence. Celui que Carminati obtint de deux garçons qui l'avaient vomi le matin à jeun n'altérait ni le sirop de violette ni les autres couleurs bleues végétales; Gosse, au contraire, trouva toujours son propre suc acide, soit qu'il l'eût vomi à jeun, soit qu'il eût mangé. Montègre observa que souvent, mais pas toujours, le suc gastrique qu'il rendait le matin à jeun rougissait le sirop de violette et la teinture de tournesol. Pinel fils remit à Magendie trois onces de suc gastrique qu'il avait rendu par le vomissement le matin à jeun; M. Thénard n'y put trouver la moindre trace d'acide libre; Chevreul a analysé deux onces d'un liquide obtenu de la même manière, et ne l'a point trouvé acide. Il résulte de ces recherches, ajoutent ces auteurs, qu'à jeun le suc gastrique de l'homme est *la plupart du temps neutre*, comme chez les chiens et les chevaux. »

On voit, malgré le jour répandu par Tiedemann et Gmélin sur cette question, combien il y reste encore d'obscurité. Il me paraît évident qu'il est arrivé pour le suc gastrique quelque chose d'analogue à ce qui est arrivé pour la salive; long-temps la véritable nature de cette dernière humeur a été méconnue, parce que la rencontrant tantôt alcaline, tantôt neutre et tantôt acide, on en a conclu qu'elle était susceptible de prendre ces trois caractères, comme nous le voyons par ce passage de la Physiologie de Magendie : « La salive est tantôt acide, tantôt neutre et tantôt fortement alcaline ; hors le temps des repas, elle est acide ; pendant la mastication, elle est alcaline ; l'acidité disparaît quelquefois dès la première bouchée d'alimens. » (Pag. 468.) Nous savons maintenant que ces variations dépendent de l'état de santé des individus chez lesquels on les observe ; nous devons même convenir que d'anciens auteurs, Siebold lui-même, ont parlé avant nous des altérations pathologiques de la salive, et de son acidité en particulier, comme étant le résultat de quelque affection des premières voies : « *Acida saliva secernitur*, dit Siebold, *si acidum in primis viis et in massâ sanguinis abundat*, etc....[1] »

De même pour le suc gastrique, on a supposé que sa composition changeait naturellement suivant les périodes de la digestion, sans songer que les différens degrés d'acidité qu'il présente tiennent tout simplement à son mélange avec une plus ou moins grande quantité de salive, dont

1 Plusieurs personnes m'ont affirmé avoir quelquefois rencontré leur salive acide sans aucun dérangement de l'estomac ; je ne nie pas qu'il ne puisse y avoir des exceptions à la règle que je pose ; mais l'alcalinité de la salive dans l'état normal est un fait si général, que je conseille aux personnes qui se trouvent dans l'exception de faire de temps en temps usage de sels alcalins.

l'alcali libre neutralise plus ou moins l'acidité de ce suc; aussi le suc gastrique contient-il une notable proportion de chlorure et même de sulfate de *sodium* (Tiedemann et Gmélin, Braconnot). Cela devait être, puisque la salive elle-même contient cette base.

Voici donc le fait que je crois pouvoir démontrer, c'est qu'indépendamment des divers usages attribués jusqu'ici à la salive, elle sert de plus à neutraliser l'excès d'acide du suc gastrique, et que c'est à cette circonstance qu'il faut attribuer les différens degrés d'acidité que présente ce suc: cette considération ne sera pas sans importance plus tard pour apprécier l'influence des altérations de la salive sur les fonctions digestives.

En admettant, ce que je suis porté à croire, qu'il se sécrète moins d'acide dans l'estomac quand cet organe est vide que lorsqu'il contient des substances à ramollir et à chymifier, toujours est-il que l'on ne peut se refuser à croire qu'une partie de l'acide du suc gastrique ne soit neutralisée par l'humeur alcaline qui, découlant sans cesse des glandes salivaires, pénètre dans l'estomac et se mêle intimement à lui. Ce fait est incontestable *à priori*, et sans être appuyé d'expériences, puisque l'on ne pourrait concevoir qu'un acide et une base salifiable telle que la soude se trouvassent en contact sans se combiner et sans se neutraliser en partie mutuellement. Il faut donc tenir compte de l'action de la salive sur le suc gastrique que l'on trouve affaibli au point de n'être plus sensiblement acide.

J'ai voulu voir quelle quantité d'acide la salive ordinaire (et j'ai pris la mienne pour ces expériences) pouvait neutraliser.

D'après l'analyse de la salive donnée par Berzélius [1], ce fluide contient 0,2 de soude sur mille parties; ces 2 dix-millièmes de soude peuvent saturer 4 dix-millièmes deux tiers d'acide chlorhydrique contenant la moitié de son poids d'eau. En faisant l'essai directement, j'ai trouvé que 24 grammes de ma salive recueillie le matin à jeun neutralisent un centigramme du même acide concentré. On voit que le résultat fourni par l'expérience directe est à très-peu près d'accord avec ce que donne le calcul; mais je suis loin de présenter ce résultat comme rigoureux; je n'in-

1 Sur 1000 parties, la salive se compose, suivant ce chimiste, de :

Eau	992,9
Ptyaline	2,9
Mucus	1,4
Extrait de viande avec lactate alcalin	0,9
Chlorure sodique	1,7
Soude	0,2
	1000,0

dique ces nombres que pour donner une idée approximative de la quantité d'acide que la salive peut neutraliser. Aller au-delà serait une affectation d'exactitude que ne comporte pas cette matière.

Maintenant, si nous examinons la quantité de salive qui est sécrétée dans les vingt-quatre heures, nous verrons qu'elle est capable de neutraliser une proportion notable des acides de l'estomac. Il est impossible de présenter une mesure exacte de la quantité de salive qui est fournie dans un temps donné par l'appareil salivaire, cette quantité variant, comme on le sait, par une multitude de causes accidentelles chez le même individu et d'une personne à une autre. Les différentes estimations données par les auteurs sont très-éloignées les unes des autres; par exemple, Nuck et Lanzoni ont porté la quantité de salive sécrétée à une livre dans l'espace de vingt-quatre heures; Schurig trouve cette estimation trop élevée, et Haller dit que les uns ont estimé cette quantité à douze onces, les autres à une livre et demie dans le même espace de temps; mais il a soin de signaler toutes les incertitudes de ces calculs; Siebold émet l'opinion que si l'on suppose les muscles destinés aux mouvemens de la parole et de la mastication en repos, les glandes salivaires réunies peuvent donner une demi-once de liquide en une heure, ou douze onces en vingt-quatre heures.

Mais la quantité de salive n'est pas la même à tous les instans; il est d'abord reconnu par les physiologistes qu'elle est moins grande pendant la nuit que pendant le jour, et qu'au contraire elle n'abonde jamais plus que pendant les repas. J'ai de plus observé que la sécrétion conserve son activité pendant long-temps après avoir mangé, et qu'ainsi il s'écoule plus de salive après les repas que le matin en se levant et à jeun. En tenant compte de ces circonstances, j'ai trouvé que chez moi, dans l'état ordinaire, cette quantité ne varie pas autant qu'on pourrait le supposer, en ayant soin de ne comparer ensemble que les mêmes époques de la journée. Voici le résultat de huit expériences entreprises dans ce but.

Poids de ma salive rejetée le matin à jeun pendant deux heures :

Premier jour......	28 grammes.
2e *idem*......	32
3e *idem*......	32 ½
4e *idem*......	27

Poids de ma salive rejetée pendant deux heures après avoir mangé :

Premier jour......	37 grammes.
2e *idem*......	36
3e *idem*......	37
4e *idem*......	35

La moyenne des quatre premières expériences est à peu près 29, et la moyenne des quatre suivantes est 36. Si l'on suppose que les vingt-quatre heures du jour puissent se diviser en deux périodes à peu près égales sous le rapport de l'activité de la sécrétion de la salive, douze heures pour la nuit et le temps où l'on ne mange pas, et douze heures pour le jour et le temps des repas, on aura 174 grammes pour la première période et 216 pour la seconde, ou en tout pour les vingt-quatre heures 390 grammes. Je me trouve donc à très-peu près d'accord avec les physiologistes qui ont estimé la sécrétion salivaire à 12 onces ou 375 grammes dans les vingt-quatre heures; il n'y a entre eux et moi, quoique nous n'ayons pas suivi la même méthode, que 15 grammes de différence. Il est donc très-probable que ce chiffre approche de la vérité.

Or, si l'on calcule maintenant ce que 390 grammes de salive peuvent saturer d'acide chlorhydrique concentré, on verra, d'après ce que j'ai dit plus haut, que cette quantité équivaut à un peu plus de 16 centigrammes de cet acide, puisque 24 grammes de salive saturent 1 centigramme d'acide hydrochlorique.

Il faudrait maintenant bien connaître la nature de l'acide exhalé par la membrane muqueuse de l'estomac, et savoir combien le suc gastrique contient de cet acide libre, pour apprécier la quantité de ce suc que 390 grammes de salive peuvent neutraliser; mais on n'ignore pas que l'on est très-loin d'être d'accord sur la nature de l'acide gastrique; les uns, et Prout en particulier, y ont trouvé de l'acide chlorhydrique ; les autres, tels que MM. Lassaigne et Leuret, y ont démontré la présence de l'acide lactique ou acétique; il résulte des analyses de Tiedemann et Gmélin que ce suc renferme plusieurs acides, le butyrique, l'acétique et l'hydrochlorique; enfin, M. Braconnot, dans un travail récent[1], a donné de ce suc l'analyse suivante: 1° acide hydrochlorique libre, en quantité remarquable; — 2° hydrochlorate d'ammoniaque; — 3° chlorure de sodium en assez grande quantité; — 4° chlorure de calcium; — 5° chlorure de fer; — 6° chlorure de potassium, des traces; — 7° chlorure de magnésium; — 8° huile incolore d'une saveur âcre; —

1 *Annales de Chimie et de Physique*, août 1835.

9° matière animale, soluble dans l'eau et dans l'alcool, en quantité assez considérable; — 10° matière animale soluble dans les acides affaiblis; — 11° matière animale soluble dans l'eau et insoluble dans l'alcool (matière salivaire Gmélin); — 12° mucus; — 13° phosphate de chaux.

Cette analyse de M. Braconnot paraît mériter toute notre confiance; elle a été faite sur le suc gastrique retiré de l'estomac de plusieurs chiens à l'aide d'éponges qu'on leur avait fait avaler. « Ces résultats, poursuit l'auteur, ne permettent pas de douter que l'estomac, lorsqu'il est stimulé par des corps étrangers ou par des alimens, n'ait la propriété remarquable de sécréter une grande quantité d'acide hydrochlorique libre. » Mais on voit que l'on ne peut se prononcer sur la proportion de cet acide; elle est probablement variable suivant les circonstances et les individus.

J'aurais pu répéter un bien plus grand nombre de fois l'expérience pour m'assurer d'une manière encore plus certaine de la quantité de salive qui est sécrétée dans un espace de temps donné; mais cette expérience est plus fatigante qu'on ne pense, surtout après le repas; non seulement l'expuition de la salive fatigue l'estomac, mais on éprouve quelquefois un sentiment d'aigreur à la gorge que j'attribue au reflux dans l'œsophage du suc gastrique, dont l'acidité n'est plus tempérée par le mélange de la salive.

Ce qui précède me semble suffisant pour démontrer deux points : le premier, c'est que les différences que l'on a observées dans la nature du suc gastrique et dans son degré d'acidité tiennent en partie à son mélange avec une plus ou moins grande quantité de salive; cela explique pourquoi les physiologistes ont trouvé le suc gastrique rendu à jeun tantôt acide, tantôt alcalin, et le plus souvent neutre, et pourquoi Montègre ne lui a point reconnu les propriétés dissolvantes que Spallanzani avait constatées. Le liquide que Montègre vomissait à volonté avant d'avoir mangé était en effet composé en grande partie de la salive avalée pendant la nuit, tandis que Spallanzani introduisant les tubes remplis de substance alimentaire dans l'estomac lui-même, c'était vraiment le suc gastrique, dont la présence des tubes excitait encore la sécrétion, qui agissait sur les différentes matières dans ces ingénieuses expériences. En second lieu, je crois avoir prouvé que la salive agit véritablement à la manière d'une base salifiable sur l'acide du suc gastrique, et qu'il le neutralise en partie en se combinant avec lui. Dans le troisième chapitre, je traiterai des avantages de cette action chimique de la salive, et de l'influence que peuvent avoir sur l'économie les altérations de ce fluide.

§ II.

Des usages extérieurs de la salive.

Je ne dirai qu'un mot des usages extérieurs de la salive, attendu que ce point ne rentre pas dans la question que je me suis proposée [1]. On sait

[1] Je ne crois pas devoir parler ici de certaines qualités merveilleuses attribuées autrefois à la salive, et que Fréd. Hoffmann et Schurig rapportent d'une façon si naïve : « Ex communicatione salivæ duarum diversarum personarum sympathia sive consensus oritúr, iidem nempe affectus animi, qui spirituum animalium fœtus sunt. Sic ex iteratis osculationibus, quibus linguas committunt amantes, salivam sibi communicant, et naturali quasi philtro fascinant affectus amoris ardentissimi novi productos. » (HOFFMANN FRID. *Op. Suppl.*) Et Schurig n'est pas moins curieux dans le mélange qu'il fait des passages de l'Ecriture Sainte et de ses descriptions lascives : « Quod sacra Scriptura linguæ attribuit, in cujus potestate sit vita et mors (*Proverb.* cap. 18, V, 21), honor et dedecus (*Sir.* cap. 5, V, 15, *Jacob.* cap. 3, V, 9, 10), illud optimo jure salivæ sine quâ lingua torpet, adscribendum est.....Saliva..... et odium et amorem conciliat, illud quidem, dum plenis buccis intensoque spiritu in abjectum minus gratum eructatur; hunc vero, dum inter oscula blando motu et titillatione linguæ evibrata et mentem et animum miscet et æquat. » (*Sialologia.*) Dans un chapitre intitulé : *Usus medicus salivæ*, Hoffmann dit que Jésus-Christ nous a révélé lui-même la vertu de cette liqueur, en mettant de sa salive sur les yeux d'un aveugle pour lui rendre la vue.

que la salive de l'homme et de certains animaux a souvent été employée comme topique pour guérir des plaies, et contre quelques affections de la peau. Il y a dans les auteurs de longues dissertations sur les propriétés merveilleuses de ce fluide, et de nombreux exemples de guérisons presque miraculeuses auxquels je ne m'arrêterai pas. Il suffira de rappeler ce passage de Haller : *Dudùm saliva laudata est ad lichenes, lippitudinem, ulcera sordida, strumas melicerides.* On fait encore aujourd'hui dans le peuple usage de la salive contre les ulcérations légères de la peau, et surtout contre celles du bord libre des paupières. Mais la seule chose que je veuille faire remarquer, c'est que l'on conçoit qu'un liquide légèrement onctueux et alcalin comme la salive, convienne à certaines plaies et dans quelques cas d'ulcération de la peau. Il y aurait, ce me semble, une étude intéressante à faire sur les effets des différens topiques, acides ou alcalins qui peuvent être employés; il serait bon de savoir à quoi s'en tenir sur les propriétés des uns et des autres suivant les cas ; d'autant plus que, jusqu'à présent, dans les hôpitaux, les cataplasmes de farine de lin que l'on applique indifféremment sont extrêmement acides, ainsi que je m'en suis bien souvent assuré. Les grandes bassines dans lesquelles on prépare une quantité de cataplasmes à la fois, n'étant pas souvent renouvelées, il se produit par la fermentation de l'acide, qui est très-probablement de l'acide acétique. Eh bien! cet acide a-t-il une bonne ou une mauvaise influence sur les plaies et les parties enflammées, ou son effet est-il nul? C'est ce que l'on ne sait pas dans l'état actuel de nos connaissances. Si l'on voulait raisonner d'après l'analogie et l'instinct si souvent heureux des animaux, on ne croirait pas que la présence d'un acide dans ce topique pût être avantageuse; nous voyons en effet beaucoup d'animaux, et les chiens en particulier, guérir leurs plaies en les léchant; c'est une ancienne observation qui n'a pas été dédaigné par Haller; *Lictu solo*, dit-il, *canes penè omnia sua vulnera sanant* : or, on peut croire que les heureux effets de cette méthode naturelle de traitement tiennent moins à l'action mécanique de la langue qu'aux propriétés particulières de la salive, et l'on se rappelle que ce fluide est notablement alcalin chez les animaux comme chez l'homme bien portant.

CHAPITRE III.

INFLUENCE DES ALTÉRATIONS DE LA SALIVE SUR L'ÉCONOMIE.

§ Ier.

Action de la salive acide sur les dents.

Dans le Mémoire que j'ai publié sur la salive [1], je n'ai considéré les altérations de cette humeur que sous le rapport de leur coïncidence avec les maladies de l'estomac, et sous celui du diagnostique de ces affections. Je ne sais pas s'il existe des altérations chimiques primitives de la salive, indépendantes de l'état des fonctions digestives; dans tous les cas que j'ai eu l'occasion d'observer, ces altérations m'ont paru liées aux affections

1 *Archives de Médecine.*

gastriques dans lesquelles l'irritation domine; mais sans m'occuper maintenant de cette considération, je prends ces altérations telles qu'elles existent, et partant de ce point, je vais rechercher quelle influence la salive modifiée de cette manière peut exercer d'abord dans la bouche et ensuite dans l'estomac.

Le mauvais état et la carie des dents, dans certaines affections chroniques de l'estomac, est un fait généralement connu, et je ne crois pas qu'il soit besoin de la méthode numérique pour le constater. Au reste, j'ai trouvé sur ce point plus de matériaux que je ne croyais, car le fait dont je parle a été signalé d'une manière précise par un dentiste distingué de Paris, et accompagné d'observations que je citerai plus loin. Ces observations rapprochées des miennes serviront à démontrer d'abord l'existence du fait, et de plus elles montreront que l'altération des dents, dans ce cas, dépend moins du rapport sympathique établi entre tous les organes de la digestion, ou bien de l'état général de la nutrition, que de l'action directe de la salive altérée sur les dents.

D'une part, j'ai démontré l'altération du fluide salivaire et son acidité dans certaines maladies de l'estomac; en supposant que l'on ne soit pas d'accord avec moi sur la nature de l'affection gastrique dans laquelle se présente le plus ordinairement cette acidité de la salive, on ne peut du moins me contester que cette modification ne s'accorde avec un trouble des fonctions digestives. D'une autre part, les observations suivantes recueillies et publiées par M. Regnart, prouvent que dans la carie non point partielle, mais générale des dents, on trouve la salive acide; il y a donc toute raison de croire, d'après cela, que l'acidité de la salive n'est point étrangère à la carie des dents, d'autant plus que l'on connaît l'action corrosive des acides sur la partie calcaire des dents et des os en général.

Parmi les causes de la carie des dents, M. Regnart[1] range « *la prédominance d'un acide dans les humeurs de la bouche.* » Voici comment ce dentiste s'exprime à ce sujet : « Les caractères de cette acidité sont les suivans : la salive est généralement abondante, filante, c'est-à-dire que quand la personne ouvre la bouche on voit la salive filer d'une arcade dentaire à l'autre sans se rompre. *Le papier de tournesol, touché avec cette salive, rougit à l'instant.....* Lorsque cet acide prédomine à un haut degré, on voit la carie

1 Clinique des hôpitaux et de la ville, 28 février 1828.

attaquer les dents sur un grand nombre de points à la fois, et souvent sans en épargner une seule. » A la suite de ces réflexions, l'auteur cite plusieurs observations détaillées, desquelles il résulte que des malades attaqués d'affections gastriques ont vu leurs dents se carier en même temps que leur salive devenait acide, et la carie cesser de faire des progrès et s'arrêter après la guérison de la maladie de l'estomac, lorsque la salive eut repris son caractère normal. L'auteur a développé ses idées à ce sujet dans une suite d'articles intéressans insérés dans *la Lancette* en 1829. Il est juste de dire qu'avant ce travail de M. Regnart, un autre dentiste avait déjà parlé de l'altération de la salive coïncidant avec la carie dentaire; mais il n'a pas, comme M. Regnart, précisé le genre de modification que subit ce fluide. Voici comment s'exprime M. Toirac, dans sa thèse soutenue en 1823 : « Dès la première année de leur sortie, les dents se carient quelquefois; c'est particulièrement chez les enfans dont la salive est *visqueuse et collante* et les gencives pâles, que ce phénomène a lieu. » Plus loin, l'auteur dit encore en parlant de la carie : « Je l'ai plus d'une fois rencontrée chez des personnes affectées de gastrite chronique..... Dans ce cas, les dents se trouvent continuellement baignées par *une salive vis-*

queuse et chargée de saburres d'une odeur désagréable..... »

M. Regnart signale, en terminant son Mémoire, l'abus des poudres dentifrices acides dans lesquelles entre la crême de tartre et l'alun calciné; je pense en effet que si la première chose à faire lorsque la salive s'altère sous l'influence d'une affection gastrique, est d'attaquer la cause de cette altération en traitant l'estomac, il est bon de ne pas négliger non plus la modification de la salive, qui d'effet devient cause à son tour, d'abord par son action corrosive sur les dents, et ensuite par le trouble qu'elle apporte dans les fonctions de l'estomac, ainsi que j'essaierai de le montrer tout à l'heure. L'emploi des absorbans et des alcalis est donc aussi utile dans ce cas pour garantir les dents de l'acidité de la salive que pour neutraliser l'excès d'acide du suc gastrique. Loin donc d'employer des poudres ou des eaux dentifrices acides, la raison et les faits indiquent qu'il vaudrait mieux se servir de ces substances préparées avec un mélange de sel alcalin; non seulement une telle préparation n'a aucun inconvénient et n'offre rien de désagréable, mais elle est fraîche à la bouche et remplit bien le but qu'on se propose[1].

1 M. Blondeau, pharmacien, rue de Condé, a préparé en effet,

§ II.

Action de la salive acide sur l'estomac.

Avant de parler de l'influence des altérations de la salive sur l'estomac, il est nécessaire d'entrer dans quelques détails sur ce qu'en ont dit les auteurs. Lorsque j'aurai démontré d'une part combien certaines modifications de la salive, et en particulier la perte de ce fluide causée par quelque lésion des glandes ou des canaux excréteurs, ou par une expulsion inconsidérée, apportent de trouble dans les fonctions digestives, comme d'un autre côté il est bien établi, par les expériences de Montègre et par celles de MM. Lassaignes et Leuret, *que la salive n'agit point dans la digestion par ses propriétés dissolvantes*, il me semble que le nouveau point de vue sous lequel je considère ici cette humeur permettra seul de concevoir le rôle qu'elle joue dans l'estomac, et pourquoi l'altération ou la perte de cette liqueur est d'une si

d'après cette indication, une poudre dentifrice alcaline qui me paraît très-convenable et d'un usage agréable.

grande importance relativement aux fonctions de cet organe et à la santé générale.

Lorsque l'on vient à consulter les auteurs sur la question dont il s'agit, on n'éprouve que l'embarras du choix, parmi le grand nombre de dissertations soutenues et d'opinions émises concernant les influences des altérations de la salive, depuis Hippocrate, auquel on doit cette remarque, « *que les cracheurs sont mélancoliques ou le deviennent* », jusqu'à Siebold, où s'arrêtent les travaux de ce genre. Nous élaguerons, comme dans notre premier chapitre, une foule de discussions inutiles pour ne nous attacher qu'aux principaux auteurs, à ceux dont les observations méritent d'être consultées.

Fréd. Hoffmann dit[1] : « Que lorsque cette humeur est dépravée ou suspendue, bientôt l'appétit cesse, la coction et la digestion sont troublées; en un mot, toute l'économie animale languit..... Mais si cette sécrétion se rétablit, on voit subitement apparaître un grand change-

1 Hoffmann, *Op. Sup.* p. 597..... Quo sive depravato, sive ablato mox deficit appetitus, vitiatur masticatio et deglutitio, turbatur concoctio atque digestio; uno verbo, labascit tota æconomia animalis..... At pristino salivæ vigore restituto, quantas quæso et quam subitaneas alterationes animadvertimus! Sæpius equidem, qui heri visus habere alterum pedem in tumulo, hodiè deambulat, appetit, optimè valet.

ment ; en effet, l'homme qui, la veille, semblait avoir un pied dans la tombe, aujourd'hui se promène, mange avec appétit, enfin se porte à merveille. » Baglivi [1] insiste encore davantage sur l'utilité de la salive. « Ceux-là sont dans une grande erreur, dit-il, qui regardant le fluide salivaire comme un excrément, le rejettent au dehors presque continuellement, et privent ainsi l'estomac, au grand détriment de la santé, de ce *savon* naturel et si nécessaire, qui, non seulement lave et nettoie les saletés de cet organe, mais dont les sels bienfaisans le raffermissent, lui donnent du ton, et le maintiennent dans un état de contractilité nécessaire, etc..... »

Ce passage est curieux par le mot *savon* qu'emploie Baglivi, auquel on pourrait ainsi faire remonter la connaissance de l'usage que j'attribue à la salive; mais on voit par le reste de la phrase qu'il ne l'entendait pas comme moi, et qu'il n'attribuait à l'alcali de la salive que la propriété de délayer la crasse de l'estomac, de le nettoyer et

1 *De salivæ naturá, usu et morbis.* Summoperè decipiuntur, qui salivam pro inutili excremento habentes, fere continuò spuunt, et ita magno cum vitæ discremine, ventriculum hoc naturali et maximè necessario sapone privant, quo non solum ejusdem sordes mundantur et diluuntur, verum quam plurimæ ipsius plicæ blanda salivæ salsedine confirmantur et in debito tono sive necessariá crispaturá contractioneque continentur, etc.

de le stimuler. « La salive, dit-il plus haut, peut être appelée le savon de la nature humaine, à cause de la propriété qu'elle possède de nettoyer comme les savons....... *Merito dici potest, humanæ naturæ sapo, ob saponarias abstergentes facultates, etc.....* » Il est évident que Baglivi considérait la salive à la manière des blanchisseuses, si je puis m'exprimer ainsi, et nullement comme un alcali propre à saturer les acides de l'estomac.

Toujours est-il « qu'il ne faut pas s'étonner, suivant lui, si les hommes qui crachent inconsidérément ont l'estomac faible et languissant, sont privés d'appétit et fatigués par une sécheresse du ventre.... » ainsi qu'il en a vu des exemples, etc. [1]

Schurig prétend « qu'une expulsion continuelle de la salive ralentit le cours du sang, anéantit l'appétit, produit la dyspnée et d'autres maux [2]. »

Haller, dont on ne peut négliger l'opinion lorsqu'il s'agit de physiologie, expose et développe

1 Ut non mirer, si tales homines ex abusu spuendi, stomacho sint debiles, languidi, inappetentiâ et alvi siccitate laborent..... (Baglivi, *Loc. cit.*)

2 Continuâ salivæ expuitione massam sanguineam reddat in motu nimis tardam, appetitum destruat, dyspneam, aliaque mala inducat. (Schurig, *Sialologia.*)

les mêmes principes. « La salive ne peut être rejetée sans détriment pour la coction des alimens, de là les inconvéniens de la fumée de tabac. C'est pourquoi le seul abus de cracher, ou l'écoulement de la salive par une plaie ou par quelque autre cause, produisent la maigreur et le marasme;.... Mon maître (Boerhave), poursuit-il un peu plus loin, a expérimenté sur lui-même que l'appétit disparaît lorsqu'on rejette au dehors toute la salive[1]. » Haller et presque tous les auteurs qui ont traité le sujet qui m'occupe ont signalé les inconvéniens de l'usage de fumer ou de mâcher le tabac; je crois que l'on doit distinguer deux choses fort différentes sur ce point : en effet, parmi les fumeurs, il en est qui crachent fort peu, et ce n'est point par la perte de la salive que ceux-là peuvent être fatigués; la fumée de tabac a-t-elle donc une action telle sur la salive qu'elle en altère les propriétés et la rende impropre à remplir les fonctions dont il est question? Le tabac communique il est vrai à la salive une certaine âcreté

1 Quare non absque detrimento universæ coctionis ciborum expuitur (saliva), quod est tabaccini fumi vitium. Inde ex solo abusu spuendi, aut ex salivæ per vulnus jacturâ, aut ex quocumque nimio ejus humoris fluxus, macies, verumque marasmus secutus est...., In se ipso expertus est *præceptor*, famem sublatam fuisse, cum salivam omnem expuisset. (HALLER, *Elementa Physiologiæ*, t. VI, p. 62.)

fort piquante et fort désagréable pour ceux qui n'y sont point accoutumés; mais elle ne lui donne aucune acidité, ainsi que je m'en suis assuré, et par conséquent, sous le point de vue qui nous intéresse ici, on ne peut pas dire que l'action de fumer altère la salive, puisque cette humeur n'en conserve pas moins son caractère alcalin et n'est pas moins propre à neutraliser les acides gastriques; l'afflux de cette liqueur provoqué par le tabac doit au contraire être favorable à la digestion et aux fonctions de l'estomac, chez les personnes qui ont l'habitude de fumer; on a remarqué depuis long-temps que la sécrétion d'une grande quantité de salive est utile dans certaines affections de l'estomac et particulièrement dans les cas d'aigreur; de là l'usage des masticatoires employés autrefois et abandonnés aujourd'hui; ils sont avantageusement remplacés par l'emploi des sels alcalins des eaux de Vichy, et dans les cas où l'acide du suc gastrique est en excès, sans même que la salive ait subi d'altération, comme cela paraît avoir lieu chez beaucoup de personnes. La seconde classe des fumeurs est celle des mauvais fumeurs, de ceux qui crachent beaucoup en fumant; c'est à ceux-là seuls que l'usage du tabac peut être véritablement nuisible et que doivent s'appliquer les menaces des anciens physiologistes.

Siebold, dans sa grande dissertation, consacre beaucoup de passages aux influences de la salive qu'il serait trop long de rapporter ici et dont la la plupart, d'ailleurs, ne sont que la répétition de ce qu'ont dit ses prédécesseurs; nous remarquerons cependant les passages suivans: «Si la salive est acide, on observe des spasmes de l'estomac, la cardialgie, les rapports et les aigreurs dans la digestion;.... le défaut de salive engendre et augmente les acides de l'estomac, etc...... »

Les fistules salivaires et les pertes de substance à la face, desquelles il résulte un écoulement de salive, ont souvent donné l'occasion d'observer les inconvéniens de la perte de cette humeur; c'est une opinion généralement établie que la perte de la salive trouble notablement les fonctions digestives, empêche la nutrition, et finit par causer le marasme; malheureusement les chirurgiens qui étaient mieux placés que les médecins pour tracer des observations exactes et complètes de cet effet, se sont contentés d'exprimer le fait, sans entrer dans aucun détail; la même opinion est professée partout à cet égard, elle règne encore aujourd'hui dans les hôpitaux et dans les écoles, mais on ne trouve pas d'observations dans lesquelles ce point particulier ait été considéré avec soin. C'est ainsi que dans les Mémoires de l'académie de chirurgie Ledran s'exprime d'une manière trop générale à propos d'un cancer de la lèvre [1]. « La salive, dit-il, que le malade ne pouvait retenir, coulait sans cesse, et cet écoulement, qui paraissait n'être qu'une incommodité, pouvait devenir avec le temps une cause de bien des maladies, puisque la salive est un récrément destiné à être sans cesse avalé, suivant l'ordre naturel, pour les usages auxquels la nature l'a réservé. »

« La salive, dit Camper dans un Mémoire sur les sécrétions [2], est si nécessaire à la mastication et à la première digestion, que son absence la dérange de façon que l'homme tombe dans le marasme »; et dans une dissertation sur la fistule salivaire, M. Delhez [3] affirme que la perte continuelle d'un fluide si utile à la digestion, comme l'observe M. Richter, occasionne la diminution de l'appétit, cause des indigestions, affaiblit le malade, etc. »

L'influence que peut avoir l'altération de la salive dans laquelle ce fluide devient acide, d'alcalin qu'il est ordinairement, quelle que soit d'ailleurs la cause de cette acidité, me semble découler clairement de tout ce que j'ai dit jus-

1 T. III, p. 5.
2 Prix de l'Académie de Chirurgie.
3 1811, Paris.

qu'ici, tant d'après les auteurs que d'après mes propres expériences. En effet, s'il est constant, comme cela est incontestable, que la salive est capable de neutraliser une certaine dose d'acide; si le suc gastrique, dans l'état de vacuité de l'estomac, a été trouvé ordinairement à peu près neutre, si la salive paraît être tellement nécessaire à la digestion que les fonctions digestives se troublent, que l'appétit cesse, qu'il survient des aigreurs, que le corps tombe dans le marasme lorsque cette humeur manque; si enfin ce n'est point par ses propriétés dissolvantes qu'elle agit dans l'estomac, il faudra bien admettre que son pouvoir neutralisant doit être compté pour quelque chose dans ses usages physiologiques; et de là il sera permis de tirer la conséquence suivante: que l'on doit attribuer le sentiment d'aigreur et et d'ardeur qui se manifeste dans certains cas à la gorge et dans l'œsophage, à ce que l'excès du suc gastrique n'est plus suffisamment neutralisé par la salive, soit parce que cet acide est sécrété en trop grande quantité, soit par suite des altérations de la salive elle-même. Quels sont maintenant les effets produits sur les organes digestifs par le contact des acides gastriques? Je ne veux pas me jeter dans les suppositions et imaginer tout ce que peut produire cette acidité du suc gastrique sur la membrane muqueuse de l'estomac et sur le reste de l'économie, lorsque cette acidité n'est plus tempérée par une salive alcaline; mais il est raisonnable de penser que cette modification n'est pas indifférente, et qu'elle peut, à la longue, jouer un rôle dans les affections chroniques, peut-être même dans les dégénérescences de l'estomac; il me suffit pour le moment de constater le fait que l'estomac souffre de l'absence et de l'altération de la salive, que la digestion cesse de s'exécuter convenablement, et que souvent cet état s'accompagne d'une sensation d'aigreur et de rapports acides.

Quant à l'influence des substances alcalines, telles que la magnésie, le bi-carbonate de soude, etc. sur la digestion, c'est en suppléant pour ainsi dire la salive, en saturant l'excès d'acide du suc gastrique qu'elles agissent favorablement. Ne serait-il donc pas convenable de remplacer plus souvent qu'on ne le fait les boissons acides que l'on a l'habitude de donner aux malades par des tisanes légèrement alcalines? M. Andral m'a cité un cas assez remarquable sous ce rapport, qu'il a observé dans son service à la Pitié, chez un homme affecté d'une maladie très-grave, en apparence, de l'estomac; on supposait même l'existence d'un cancer commençant de cet organe; ce malade présentait en même temps une acidité très-prononcée de la salive. M. Andral l'ayant mis à l'usage d'une tisane alcaline, on vit au bout d'un certain temps tous les symptômes disparaître; il ne fut plus question de cancer, l'appétit revint, et cet homme sortit guéri de l'hôpital. Il n'est personne, au reste, qui n'ait eu l'occasion d'observer de bons effets de l'emploi des sels alcalins dans certaines affections gastriques [1].

J'ai cherché à savoir s'il existait des cas dans lesquels il y eût insuffisance d'acide dans le suc gastrique; les anciens, c'est-à-dire les médecins du dernier siècle, admettaient souvent une prédominance alcaline dans nos humeurs; je ne nie pas que cette prédominance ne puisse exister; on rencontre fréquemment l'urine ammoniacale, et j'ai signalé des cas de sueur alcaline; mais la tendance à l'acidité est incontestablement plus marquée que la tendance à l'alcalinité, du moins dans la sécrétion intestinale; je ne sache pas que l'on ait jamais rencontré le suc gastrique alcalin, à moins qu'il ne fût mêlé d'une grande quantité de salive. Les boissons acides, telles que les eaux ga-

1 On prépare des boissons alcalines très-convenables en mettant environ 6 grains de bi carbonate de soude par verre de solution de sirop de gomme ou de guimauve; il va sans dire que l'on ne doit pas dans ce cas employer de tisane acide pour y dissoudre le sel alcalin.

zeuses, si favorables à la digestion de certains estomacs, agissent comme stimulans, et non par leurs propriétés acides.

Il est inutile, pour compléter ce travail, de passer la salive en revue chez tous les animaux qui possèdent cette humeur; un seul point mérite d'être remarqué : « La salive existe, dit M. de Blainville[1], presque toujours chez les animaux aériens, et rarement dans ceux qui sont aquatiques.... La salive et son appareil producteur manquent à tous les animaux qui vivent habituellement dans l'eau; on ne les trouve pas même chez les cétacés, parmi les mammifères; il n'existe ni chez les amphibies ni chez les poissons. » Eh bien! chez les poissons que j'ai pu soumettre à l'expérience, le suc gastrique est très-peu acide; la salive leur est donc moins nécessaire sous ce rapport, de même que pour humecter les alimens avant la déglutition.

Le suc pancréatique peut-il être comparé au fluide salivaire quant à ses propriétés chimiques, et joue-t-il pour les intestins le même rôle que la salive pour la bouche et l'estomac? C'est ce que l'on ne peut pas affirmer. Tout ce que je puis dire, c'est que de même que j'ai ordinairement

1 *Leçons de Physiologie.*

trouvé la salive acide dans les cas de maladies de l'estomac, le suc pancréatique m'a fréquemment offert le même caractère dans des affections graves de l'intestin. Au reste, ce fluide a, comme on sait, été trouvé tantôt acide et tantôt alcalin par les expérimentateurs, par Magendie, Tiedemann et Gmélin, Lassaignes, etc. Le plus ordinairement pourtant il est alcalin, et c'est probablement là son état normal.

Je ne puis me refuser, en terminant cette première partie de mon Mémoire, la satisfaction d'exprimer mon opinion sur une erreur que l'on me paraît commettre encore trop souvent en médecine, et qui ne me semble plus d'accord avec la bonne observation; c'est, je crois, un grand mal pour la science de persister, si ce n'est en théorie, du moins dans la manière d'observer, dans la pratique, et surtout dans la direction donnée aux études, à considérer les maladies comme des accidens produits par une cause fortuite et occasionelle, et sans laquelle la maladie n'aurait pas pris naissance. En circonscrivant ainsi l'observation d'une maladie dans un temps limité, en faisant remonter le point de départ à quelques jours seulement, rarement à un mois, en rompant tous les liens qui unissent la plupart des états morbides à un passé fort éloigné, il est difficile, si ce n'est impossible, d'arriver à la connaissance complète de l'histoire des faits pathologiques. Observer et agir comme si la maladie que l'on a sous les yeux était un événement improvisé né d'hier, sans lien avec le passé ni avec l'avenir, une espèce de hasard qui aurait pu naître ou ne pas naître, suivant que le malade eût été à droite ou à gauche, qu'il fût sorti ou resté dans sa chambre, c'est évidemment méconnaître la relation des causes et des effets. Sans doute il est des maladies qui sont purement accidentelles, mais le nombre en est moins grand qu'on ne l'imagine, et il est rare que l'on tombe malade comme on se casse la jambe. En dehors des maladies contagieuses, je ne connais guère d'affections qui prennent leur source dans une seule cause facile à éviter, comme on évite la chute d'une voiture ou un coup de sabre. Depuis long-temps M. Chomel met tous ses soins à rechercher la cause occasionelle du rhumatisme, à constater les rapports qui lient cette maladie aux refroidissemens auxquels on ne manque presque jamais de l'attribuer, et, dans la plupart des cas, cette cause ne lui paraît jouer qu'un rôle tout-à-fait accessoire. Si les prétendues causes occasionelles des maladies avaient autant d'influence qu'on le suppose, ne verrait-on pas les mêmes causes produire ordinairement, si ce n'est toujours, les mêmes effets? Or, c'est ce qui n'est pas; on entend bien tous les jours rapporter telle maladie à telle cause particulière, attribuer une péritonite, une pleurésie, une péripneumonie, une encéphalite, à un refroidissement subit, à un coup de vent, à un excès de travail fait la veille; mais sur quelle preuve se fonde-t-on, puisque l'on voit tous les jours des causes semblables, et souvent plus énergiques, ne produire aucun mal, aucun effet, même sur des individus faibles et chétifs? Certes, si l'on comptait bien les faits de ce genre, on en trouverait un bien plus grand nombre dans lesquels l'action des prétendues causes n'aurait déterminé aucun mal. Comment se fait-il, par exemple, que les hommes qui se jettent à la nage pendant l'hiver, ou le corps couvert de sueur, ne sortent pas tous d'une pareille épreuve avec une pleurésie ou au moins un rhumatisme? Il faut bien le reconnaître, l'action des causes est bien plus compliquée, bien plus difficile à apprécier qu'on ne semble généralement en convenir. C'est avec le temps, c'est à la longue qu'elles agissent, qu'elles modifient les organes, qu'elles rendent l'état de santé impossible, et la dernière circonstance à laquelle on attribue une si grande part dans ce qui arrive, n'est que la dernière goutte d'eau qui fait déborder le vase. C'est faute de mieux que l'on s'en prend à cette circonstance banale. Cette vérité est peut-être vulgaire; mais on ne saurait trop la répéter, surtout quand on voit que l'on n'en tient pas compte dans l'application. Et c'est pourtant, comme je le disais, un grand mal que d'habituer les médecins à considérer les maladies comme des faits isolés sans relation avec ce qui existait peu de jours avant. C'est détourner l'observation de ce qui peut le mieux contribuer à l'éclairer, à la perfectionner, l'éloigner de l'étude attentive et approfondie de tous les faits qui ont précédé de longue date la maladie actuelle, de toutes les modifications qui ont amené peu à peu un état général incompatible avec l'état de santé, et qui se sont résolues en une fluxion de poitrine, ou une fièvre typhoïde, suivant la disposition des organes. Il faut au contraire appeler l'attention des médecins sur les altérations qui peuvent se manifester long-temps à l'avance dans certaines fonctions de second ordre et dans les sécrétions sans troubler encore aucun appareil d'une manière notable; c'est ainsi que l'on suivra pas à pas la maladie depuis sa véritable origine, cachée, pour ainsi dire, dans un point obscur de l'économie, dans une glande ou dans quelque lésion dynamique, jusqu'à son entier développement. C'est sous ce rapport que je crois utile de répandre des notions précises sur la nature de tous les fluides sécrétés, et sur les modifications dont ils sont susceptibles.

Mais si l'erreur que je signale est un mal pour les progrès de la science et le perfectionnement de l'art, elle a surtout de graves inconvéniens pour les malades. L'habitude de n'appeler le médecin que lorsque la maladie est décidément venue, lorsqu'elle est bien prononcée, qu'elle s'est emparée de l'individu tout entier, est une habitude funeste, que l'on ne saurait trop signaler et combattre. C'est elle qui rend le succès impossible dans un si grand nombre de cas; je ne veux point paraphraser longuement le vieil adage *Principiis obsta*, mais il est évident que le mal est souvent trop bien fait quand on appelle le médecin pour qu'on puisse le détruire; je vais peut-être en ce sens plus loin que l'on n'est jamais allé, mais dussé-je être accusé de parler un langage intéressé, je ne crains pas de dire que c'est souvent moins pour la maladie que pour la santé qu'il faut un médecin; il est déjà presque trop tard quand la maladie est arrivée. La médecine ne sera utile autant qu'elle peut l'être au monde, que lorsqu'on lui demandera des secours dès les premiers dérangemens de la santé, et qu'on lui permettra de suivre d'un œil attentif toutes les modifications de l'économie. Les médecins devraient être les gardiens et les administrateurs de la santé, comme certains fonctionnaires sont les gardiens et les administrateurs de la fortune publique; mais pour surveiller la santé, il ne faudrait pas attendre qu'elle fût gravement compromise; les troubles des fonctions, les malaises dont on ne connaît pas la cause, sont autant de signes avant-coureurs que le malade ne devrait pas plus négliger que le médecin: c'est alors qu'il pourrait être très-utile de constater l'état général de l'économie, l'intégrité des sécrétions, et les modifications des humeurs.

Deuxième Partie.

DES CARACTÈRES CHIMIQUES DE LA SALIVE

Considérés comme moyen de diagnostique dans quelques affections de l'estomac.

Le travail que l'on va lire a été entrepris pendant mon exercice comme chef de clinique à la Charité, dans le service de M. le professeur Bouillaud; ayant eu depuis lors de nouvelles occasions de vérifier l'exactitude des résultats que j'avais obtenus à cette époque, je crois utile de faire connaître avec détail ce nouveau moyen dont j'ai déjà dit quelques mots ailleurs, pour établir le diagnostique différentiel entre certaines affections de l'estomac que l'on confond souvent encore aujourd'hui. Ce moyen est fondé sur la composition de la salive à l'état normal, et les altérations qu'elle subit par suite des altérations de fonctions de l'estomac.

Au milieu du doute et de l'hésitation générale répandus sur toutes les questions de la médecine depuis un certain nombre d'années, le praticien éprouve souvent un grand embarras dans la manière dont il doit considérer la nature des maladies ; il ne sait à quel caractère se confier pour distinguer celles qui sont de nature inflammatoire de celles qui ne reconnaissent pour cause ni l'irritation ni l'inflammation. Si cet embarras était purement théorique, s'il ne jetait aucune obscurité sur l'application de l'art, sur la thérapeutique, ce serait un très-petit mal dont notre propre satisfaction aurait seule à souffrir. Mais on sait trop bien qu'il n'en est pas ainsi, et que le mode de traitement dépend ordinairement de l'idée qu'on se forme de la nature de la maladie.

Il est donc du plus haut intérêt de chercher des bases plus solides à la théorie, que celles qui ont été admises jusqu'ici pour établir les caractères de l'inflammation. On sent que c'est dans la nature même de l'inflammation, c'est-à-dire dans les modifications qui s'opèrent dans les tissus, et probablement dans le système capillaire des organes enflammés, qu'il faudrait chercher les caractères essentiels de l'inflammation. Tant que l'on n'aura pas autrement défini cet état que par la coloration, la tuméfaction, le ramollissement, la chaleur, on restera dans un vague désespérant, puisque l'on est souvent forcé d'admettre l'inflammation indépendamment de ce caractère, et que d'ailleurs ces caractères eux-mêmes ne sont ordinairement appréciables qu'après la mort. Pour ce qui est de l'appréciation des symptômes généraux auxquels on attache l'idée de l'inflammation, elle est bien plus difficile encore et plus incertaine, aussi voyons-nous qu'elle fait journellement le sujet de discussions interminables et sans profit pour la science.

Je ne prétends nullement, dans ce Mémoire, donner une définition de la nature intime de l'inflammation et trancher cette grande question; je ne l'attaquerai même pas, mais je me contenterai d'indiquer un caractère précis, matériel et facile à vérifier, propre à distinguer, selon moi, les affections gastriques de nature inflammatoire, de celles qui reconnaissent une autre cause.

L'état *saburral gastrique*, admis par les anciens, et par Stoll en particulier, ne nous offre pas aujourd'hui une idée nette et précise que nous puissions exprimer en termes rigoureux. Mais si nous ne pouvons pas donner une définition exacte de cet état, nous ne sommes pas moins forcés de reconnaître qu'il existe de certaines altérations des fonctions de l'estomac, qui ne semblent dépendre ni de l'irritation ni de l'inflammation, et contre lesquelles les rafraîchissans et les antiphlogistiques sont employés avec peu de succès, tandis que les vomitifs et les purgatifs rétablissent promptement les fonctions dans leur état normal. Ces deux états, si différens l'un de l'autre quant à leur nature et quant aux moyens qu'ils réclament, ne se distinguent pourtant pas toujours par leurs symptômes ni par les réactions qu'ils produisent sur les divers appareils de l'économie. C'est moins d'après des règles et des données positives que l'on traite les malades dans ces différens cas, que par tâtonnement ou par une certaine habitude que donne l'expérience. Mais tous nos efforts ne doivent-ils pas tendre à remplacer ce que l'on appelle le tact médical, cette espèce d'instinct tout individuel que l'on ne peut transmettre et qui n'a pas de doctrine, par des principes scientifiques à l'abri de l'erreur, et par des caractères physiques constans, appréciables pour tout le monde? C'est ce que je vais tâcher de faire à l'égard de la gastrite proprement dite, et des autres affections de l'estomac mal définies.

Dans ses réflexions sur les fièvres continues, M. Andral convient « qu'aucun rapport ne saurait être établi entre l'existence des nausées ou des vomissemens, et un état déterminé de l'estomac, appréciable sur le cadavre. D'une part, dit ce savant professeur, nous n'avons pas observé ces deux phénomènes chez plusieurs individus dont l'estomac fut trouvé le plus rouge, le plus gravement affecté; d'autre part, ils se sont montrés chez des malades, dont l'estomac, examiné après la mort, fut trouvé dans un état à peu près sain. Ce fait important, que nous avions déjà signalé dans la première édition de *la Clinique*, vient d'être récemment confirmé par M. Louis, etc.... Ainsi l'existence des nausées ou des vomissemens dans les fièvres continues ne prouve pas qu'il y ait, chez les sujets qui présentent ces accidens, une irritation de l'estomac plus forte que chez ceux qui ne la présentent pas; on ne peut même pas en déduire le simple fait de l'existence de cette irritation.

« Qu'annoncent donc ces phénomènes relativement à la nature de la maladie? Qu'indiquent-ils pour la thérapeutique?

« Ce qui nous semble démontré, c'est que lorsqu'un individu, atteint de fièvre continue, vient à être pris de vomissemens sans que la langue rougisse, sans qu'il ait soif, sans qu'il ressente de douleur à l'épigastre, il y a lieu de penser que ce n'est point un accroissement de l'irritation gastrique qui a produit ces vomissemens. Nous ne pensons pas non plus qu'il faille admettre, sans de nouvelles preuves, que ces nausées, que ces vomissemens, qui ne dépendent point d'une irritation de l'estomac, reconnaissent pour cause l'existence de la bile ou de mucosité dans l'estomac, ou ce que Stoll appelait *saburres gastriques ;* car, en pareil cas, l'anatomie pathologique n'a pas plus montré ces saburres qu'elle n'a montré la membrane muqueuse constamment rouge ou ramollie. »

Ce que dit M. Andral de l'état de l'estomac dans les fièvres continues, se rencontre également dans des cas moins graves où l'on n'est pas moins embarrassé de savoir s'il y a simplement ce que l'on peut appeler *embarras gastrique*, à défaut d'autre nom, ou s'il y a irritation ; et dans ces cas la rougeur de la langue, la soif, la douleur de l'épigastre, ne sont pas des caractères assez constans pour y avoir une entière confiance ; aussi l'observateur que je viens de citer se contente-t-il de dire, *qu'il y a lieu de penser qu'il n'y a pas irritation*, sans pouvoir l'affirmer. Et plus loin, en parlant du traitement, il ajoute prudemment : « Malheureusement, et il faut le reconnaître, il restera un certain vague dans la détermination pratique des cas où il convient de donner l'émétique, tant que, ne connaissant pas la modification morbide qui disparaît par cet émétique, on n'aura pour guide de son administration que l'examen des symptômes ; car, dans leurs nuances infinies, ces symptômes peuvent très-facilement donner le change sur les véritables indications qu'il y aurait à remplir ; ils peuvent enfin nous apparaître semblables, leur cause organique étant cependant différente. Voilà sans doute de graves et sérieuses difficultés ; mais la première condition de tout progrès, c'est de bien les connaître, et nous croirons avoir rendu quelques services en présentant ces difficultés telles que nous les a données l'observation. »

Ce n'est pas le seul endroit de son *Traité de Clinique médicale*, où M. Andral préfère signaler ainsi les difficultés avec sagesse, que de les plier forcément à un esprit de système.

Mon travail n'a point pour but d'apporter de nouvelles lumières sur la *modification morbide* qui disparaît sous l'influence des émétiques ; mais je me borne à indiquer un nouveau symptôme que je considère comme caractéristique de l'irritation de l'estomac.

Avant de parler des modifications pathologiques de la salive, il était nécessaire de bien établir ses caractères physiologiques, puisque tous les auteurs ne sont pas d'accord sur la composition normale de ce fluide; c'est ce que j'ai fait dans la première partie de ce Mémoire, où j'ai démontré par mes propres recherches et par celles d'un grand nombre de physiologistes que son état normal est d'être alcaline.

Mais il n'est pas rare de trouver la salive acide chez certains individus; cette modification tient le plus souvent à une altération de l'estomac, et c'est sur ce caractère que je crois pouvoir fonder la distinction de quelques maladies de cet organe.

Et d'abord que l'acidité de la salive soit un signe d'affection gastrique, que cet état anormal de la sécrétion salivaire coïncide avec un état anormal de l'estomac, c'est un fait que de nombreuses observations ont mis hors de doute pour moi. Je puis affirmer n'avoir jamais rencontré une seule personne ayant un bon appétit et les fonctions digestives en bon état avec la salive acide ou même neutre. Je ne prétends pas néanmoins que cette règle générale soit à l'abri de toute exception, à Dieu ne plaise; mais enfin jusqu'à présent je l'ai trouvée constante sur le très-grand nombre d'individus dont j'ai analysé les caractères chimiques de la salive.

Ce fait mériterait déjà quelque considération par lui-même, mais je ne m'en tiens pas là, et je vais chercher à démontrer qu'il est caractéristique de l'irritation et de l'inflammation de l'estomac, et qu'il peut servir à distinguer cet état de quelques autres qui se confondent souvent avec lui par les symptômes ordinaires.

Dans les cas où l'inflammation de la membrane muqueuse gastrique et cet autre état que nous appelons *saburral*, ne se distinguent pas l'un de l'autre par des caractères tranchés tirés des symptômes ordinaires, tels que la couleur de la langue, son enduit, la soif, la douleur épigastrique, etc., il est évident que nous n'avons, dans l'état actuel de la science, que deux moyens pour les reconnaître; d'une part, l'observation des effets produits par les remèdes employés, tels que les antiphlogistiques ou les purgatifs, les rafraîchissans ou les irritans, les calmans ou les toniques, et, d'autre part, l'examen anatomique des organes après la mort; en un mot, les caractères thérapeutiques, si l'on peut dire ainsi, et les caractères pathologiques. Si l'axiôme, *naturam morborum ostendit curatio*, n'est pas toujours rigoureusement vrai, c'est pourtant encore d'après ce principe que se laissent guider les meilleurs observateurs, et c'est lui qui sert de base à la plupart des raisonnemens que nous faisons journellement en médecine pour apprécier la valeur des différens modes de traitement. On peut dire avec vérité que la médecine repose, presque tout entière, sur l'anatomie pathologique, cette grande conquête de notre époque, et sur la relation qu'on a établie de tout temps entre la nature des maladies et la manière d'agir des agens thérapeutiques. Nous ne sommes point encore assez avancés dans la connaissance de la nature intime des maladies et de leurs causes, pour nous passer de ces deux principes qui forment la base de l'observation. Tout ce qui sort de là est tellement vague, qu'il ne mérite véritablement pas le nom de science.

Et pour m'appuyer encore de l'opinion de l'un des hommes de ce temps-ci, dont l'esprit me paraît fidèlement représenter l'état actuel de la science, qui exprime avec sagesse et impartialité ses doutes, ses besoins et ses vérités, M. Andral ne procède pas autrement dans ses observations. Veut-il précisément s'éclairer sur la question qui nous occupe, cherche-t-il à savoir si, chez *des individus présentant la peau jaune, la langue sale, des nausées continuelles, des vomissemens, et en même temps ayant ou non de la fièvre*, l'affection doit être considérée comme étant de nature inflammatoire, ou si elle doit être attribuée à une autre cause : c'est par l'effet des remèdes qu'il établit son opinion. Ainsi, l'avantage qu'il a obtenu, dans quelques uns de ces cas, de l'administration de l'émétique, le porte à croire que *ces phénomènes dépendent d'un besoin que ressent l'économie de modifier par l'acte du vomissement, soit la sécrétion des follicules muqueux, soit la sécrétion du foie, afin que le sang se débarrasse ainsi des principes qui en altèrent la composition, soit par leur quantité, soit par leurs qualités.*

« Pendant l'été humide qui vient de s'écouler, dit-il (année 1829), plusieurs malades se sont présentés à notre observation dans l'état suivant :

« Après avoir éprouvé pendant quelques jours un malaise général, de la céphalalgie, une diminution progressive de l'appétit, ces individus perdaient leurs forces; leur figure prenait une teinte jaunâtre à laquelle participait aussi un peu la conjonctive; un enduit épais, jaune, vert ou blanc, couvrait la langue, qui était large, et ne présentait de rougeurs en aucun point de sa surface ; d'abord, il y avait un mauvais goût dans la bouche, puis revenaient des envies de vomir, et enfin des vomissemens de matières muqueuses ou bilieuses ; plusieurs ne pouvaient pas introduire une gorgée de tisane dans l'estomac sans la rejeter sur-le-champ ; une sensation incommode de pesanteur existait à l'épigastre ; le ventre était d'ailleurs partout indolent et souple, quelquefois cependant légèrement tendu ; les selles n'avaient ordinairement lieu que par lavement. En même temps il existait un mouvement fébrile, qui dans la journée était peu considérable, mais qui chaque soir se caractérisait par un redoublement que ne caractérisait aucun frisson, mais que terminait chaque matin une sueur abondante.

« Quelques uns de ces malades furent soumis à une médecine purement expectante : ils se rétablirent très-lentement. D'autres furent saignés, sans qu'il en résultât pour eux aucun soulagement. Chez un, même, le premier mouvement fébrile qui eut lieu survint la soirée du jour où des sangsues avaient été mises à l'épigastre ; chez aucun, ce redoublement ne diminua après les émissions sanguines. Enfin, chez plusieurs, l'émétique fut essayé, et nous fûmes singulièrement frappés du prompt changement en bien qui suivit immédiatement l'administration de ce médicament, à quelques exceptions près, que nous signalerons tout à l'heure. Une fois qu'ils eurent pris l'émétique, et qu'ils eurent abondamment vomi, les nausées et les vomissemens ne se montrèrent plus, le redoublement fébrile disparut, et une guérison rapide eut lieu. Chez trois malades, cependant, il n'en fut pas ainsi; chez l'un d'eux, l'administration de l'émétique ne fut suivie d'aucun changement, soit en bien, soit en mal. Chez les deux autres, les nausées et les vomissemens spontanés cessèrent aussi, mais la langue rougit et se sécha, le ventre se ballonna légèrement, la teinte jaune de la face, loin de diminuer, augmenta, et un certain air de stupeur se répandit sur la physionomie. Dans ces deux cas, des sangsues furent appliquées à l'épigastre, et les malades parurent s'en bien trouver. Il est vraisemblable que chez les trois malades dont nous venons de parler, et surtout chez les deux derniers, il existait un état morbide différent de celui qui avait lieu chez les autres auxquels l'émétique fut administré avec un incontestable avantage.. Peut-être sont-ce là de ces cas qu'on rencontre si souvent en médecine-pratique, dans lesquels *des lésions de nature différente se traduisent cependant par des symptômes identiques*. »

J'ai cité ce passage entier de la *Clinique médi-*

cule de M. Andral, parce qu'il se rapporte merveilleusement au sujet que je traite. Il montre combien le diagnostique différentiel de certaines affections gastriques est encore difficile aujourd'hui, et il m'autorisera, dans les observations que je vais rapporter, à tenir compte des effets du traitement pour juger de la nature de la maladie.

Avant de citer des observations particulières à l'appui de ce Mémoire, il est nécessaire d'entrer dans quelques détails sur le procédé que j'emploie pour reconnaître les caractères chimiques de la salive [1].

1 Quelque soin que je prenne ici pour indiquer la manière de reconnaître les caractères chimiques de la salive, je n'espère pas être bien compris de suite. On a généralement si peu l'habitude des moindres expériences de chimie, que celle-ci, toute simple qu'elle est, sera sans doute mal faite quelquefois. J'en ai eu dernièrement la preuve. Un interne des hôpitaux m'affirmait avoir constamment trouvé l'opposé de ce que j'avance sur les caractères de la salive : il avait vu, disait-il, la salive des personnes bien portantes rougir comme un acide le papier bleu de tournesol. Il n'a fallu rien moins pour le convaincre que l'expérience directe répétée à l'instant même sur plusieurs personnes, à l'aide du papier rouge qu'elles n'ont pas tardé de faire passer au bleu. D'autres m'ont dit avoir vu la même salive rougir en même temps le papier bleu et bleuir le papier rouge! Il n'y a rien à répondre à cela. Au reste, je prie les personnes qui voudraient vérifier mes expériences, de s'adresser à moi si elles éprouvent quelque difficulté. Je me ferai un devoir et un plaisir de les répéter avec elles dans les hôpitaux ou ailleurs.

Dans tous les cas, voici bien exactement quelles sont les précautions convenables à prendre pour cette petite opération : 1° il faut

Après plusieurs essais, je me suis arrêté au moyen suivant qui est le plus simple et le plus commode : Je coupe en petites bandes longues de deux pouces et demi, et larges de trois à quatre lignes, des feuilles de papier réactif, coloré en bleu par la teinture de tournesol, et d'autres petites bandes de ce même papier, rougi par un acide. Les premières me servent à reconnaître l'acidité de la salive, et les secondes son alcalinité. J'en place une sur la langue du malade, qui la conserve quelque temps dans la bouche en ayant soin de l'humecter. Le papier bleu, étant en général plus sensible que le rouge, est promptement affecté par l'acide lorsqu'il existe. Il suffit qu'il soit humecté pendant un instant pour que

distinguer l'action de la salive qui humecte les lèvres de l'action de la salive contenue dans l'intérieur de la bouche, attendu que les lèvres sont toujours acides par elles-mêmes; 2° il suffit, comme je l'ai dit ailleurs, de mouiller le papier bleu pour que la réaction se prononce à l'instant si la salive est acide, tandis qu'il faut laisser le papier rouge en contact pendant une ou deux minutes avec la langue pour que l'alcali le ramène au bleu; 3° lorsque l'acidité est douteuse et peu prononcée, il ne faut pas négliger de faire la contre-épreuve avec le papier rouge, afin de voir si la salive n'a aucune action sur lui; souvent, en effet, on croit voir le papier bleu rougir quand il n'a fait que changer légèrement de nuance en s'humectant, et lorsque la salive a réellement conservé son caractère alcalin, ce dont il est facile de s'assurer à l'aide du papier rouge; 4° enfin, dans aucun cas, on ne doit tenir grand compte d'un léger degré d'acidité qui se prononce quelquefois momentanément chez certains individus et disparaît promptement.

la réaction se prononce; il est bon, au contraire, de laisser le papier rouge en contact avec la langue pendant une minute ou deux pour avoir un effet marqué. On pourrait se servir de papiers colorés par un réactif beaucoup plus sensible que le tournesol, mais je n'y ai pas trouvé d'avantage, attendu que les nuances ne sont plus alors assez tranchées.

Lorsque la salive est dans son état normal, on voit, ainsi que je l'ai dit, la bande de papier rouge passer au bleu, tandis que dans le cas contraire, la couleur rouge ne change pas. C'est toujours par cette première épreuve qu'il faut commencer. Quand on a reconnu que la salive a perdu son caractère alcalin, on l'essaie au moyen du papier bleu, en plaçant une bande de ce papier sur la langue; alors il arrive de deux choses l'une : ou bien le papier bleu ne change pas non plus, et l'on conclut de ces deux faits négatifs que la salive n'est ni alcaline ni acide; elle est donc neutre : c'est pour ainsi dire le premier degré de son altération, qui coïncide ordinairement avec un certain trouble des fonctions digestives; ou bien on voit le papier bleu passer au rouge, ce qui indique que la salive est acide. J'ai vu ce fluide passer ainsi par tous les degrés de l'acidité, depuis le plus faible jusqu'à un degré très-prononcé ; tantôt le papier bleu rougit très-légèrement, tantôt, au contraire, la salive agit sur lui comme le ferait du vinaigre. Ces différens degrés d'acidité m'ont paru être le plus souvent en rapport avec le degré de l'affection de l'estomac.

J'ai dû rechercher si la salive seule, qui se trouve en contact avec la langue, était ainsi modifiée, afin de savoir si l'acidité ne devait pas être attribuée au mucus épais, blanc ou jaune qui enduit si souvent la langue, plutôt qu'à la salive elle-même ; mais il m'a été facile de m'assurer, en mettant les papiers réactifs successivement en contact avec tous les points de la cavité buccale, sous la langue et sur les parois internes des joues, que c'est bien la salive dans sa totalité qui se trouve altérée dans les cas que je signale.

Lorsque la langue des malades est sèche, et recouverte d'une couche noire, épaisse et comme grillée, il est difficile de s'assurer des caractères de la salive dont la sécrétion est pour ainsi dire supprimée, ou qui se dessèche peut-être à mesure qu'elle arrive dans la bouche, par l'évaporation. On peut dans ces cas mouiller avec un peu d'eau la bande de papier avant de la mettre sur la langue, et souvent alors cette précaution suffit pour constater le caractère chimique de l'enduit épais et collant de cet organe.

J'ai vérifié par le même procédé les caractères chimiques de tous les fluides sécrétés par les divers appareils de l'économie, et qui ne sont pas moins susceptibles de modifications intéressantes à étudier que la salive. C'est ainsi que j'ai déjà fait un grand nombre d'expériences, et recueilli beaucoup de faits sur les propriétés de la sueur, de l'urine, de la bile, du mucus intestinal, de la sérosité des diverses cavités séreuses, et sur les altérations de ces divers fluides; il ne sera pas, si je ne me trompe, sans intérêt pour la physiologie et la pathologie, de poursuivre ces recherches et de signaler le rapport qui existe entre certains états morbides et les altérations des fluides sécrétés; peut-être parviendrai-je à démontrer que la production d'acides dans l'économie est un fait beaucoup plus général qu'on ne le suppose, et une fois ce fait admis, il ne me sera pas difficile d'appeler l'attention sur le rôle important que jouent ces acides dans la formation des produits morbides par leur action sur les divers élémens anatomiques avec lesquels ils se trouvent en contact, et peut-être aussi par les changemens qu'ils apportent dans les courans électriques que j'ai découverts entre les principaux organes.

Personne, je crois, ne me contestera l'utilité de ces recherches de chimie pathologique; le temps est venu de remplacer les notions vagues que l'on possède sur les altérations de couleur, de saveur, d'odeur, de consistance des fluides sécrétés et des produits morbides, par une appréciation plus positive de leur composition intime; mais je me hâte d'arriver aux observations qui me semblent appuyer ce que j'avance dans ce travail.

J'en vais choisir un petit nombre parmi celles que je possède, les plus propres à démontrer mes propositions. Elles seront divisées en deux séries. La première comprendra les cas dans lesquels on a pu vérifier par l'autopsie les altérations de l'estomac indiquées par l'acidité de la salive et les autres symptômes; dans la seconde, seront rapportés les cas dans lesquels la manière d'agir du traitement employé et la marche de la maladie, se rapportent aux caractères fournis par la salive. Il suffira, pour le but que je me propose, de citer ces observations en abrégé.

OBSERVATIONS.

PREMIÈRE SÉRIE.

Obs. Ire. — Nouveau séjour à Paris; bronchite intense; symptômes de fièvre grave; *acidité de la salive*; traitement par les émissions sanguines et les émolliens; mort, ulcérations nombreuses avec rougeur vive dans la dernière portion de l'intestin grêle; estomac distendu par des gaz; *membrane muqueuse pointillée, ramollie, s'enlevant comme une pulpe dans le grand cul-de-sac; injection fine et de couleur noire des vaisseaux dans les autres points, etc.*

Le 23 mai 1833, est entrée à la Charité, salle Sainte-Madeleine, n° 14, une domestique, âgée de 18 ans, brune et d'une forte constitution; arrivée à Paris depuis trois semaines, elle est déjà malade depuis plus de quinze jours. Elle est mal réglée et n'est pas d'une bonne santé habituelle; tous les ans, pendant l'été, elle est prise d'accès de fièvre. L'haleine est ordinairement fétide.

La maladie actuelle a débuté par de violens maux de tête, de la toux et de la diarrhée; on lui fit chez ses maîtres deux applications de sangsues, l'une sur le ventre, l'autre à l'anus.

Le 24, à la visite, la malade se présente dans l'état suivant: décubitus dorsal, bronchite aiguë, expectoration d'un mucus épais, gluant; râle muqueux et sibilant dans les deux côtés de la poitrine. La langue est couverte d'un enduit blanc, sans rougeur sur les bords; l'épigastre est très-sensible à la pression; elle a vomi une ou deux fois; le ventre douloureux, sans ballonnement; la diarrhée continue; soif, anorexie, chaleur vive à la peau, pouls fréquent, 110 à 120 pulsations; *la salive est très-acide.* (15 sangsues sur le ventre, cataplasme, eau de gomme, diète.)

Le 25, même état.

Le 26, la maladie a pris un caractère typhoïde très-prononcé; la stupeur, le délire, les soubresauts des tendons, s'ajoutent aux autres symptômes; *la salive est fortement acide.*

Le 27, la peau et la langue se sèchent; la chaleur est vive, le pouls conserve sa fréquence; *salive acide.* (Nouvelle application de sangsues sur le ventre, lavement, etc.)

Le 29, le pouls ne bat plus que cent fois environ par minute. La chaleur de la peau est moins prononcée; *la salive est toujours acide.*

Le 30, langue sèche, grillée; évacuations peu abondantes.

Le 31, la langue ne s'humecte pas; en mettant en contact avec elle une bande de papier bleu mouillée, la couleur ne tarde pas à passer au rouge. La malade comprend bien les questions qu'on lui adresse, et elle y répond avec justesse. Les évacuations sont rares, les matières contiennent de la bile qui tache le linge en vert. Le ventre est douloureux à la pression. Chaleur médiocre ; peu de fréquence du pouls ; le délire a été léger pendant la nuit. La stupeur est toujours marquée. On prescrit un bain qui doit être donné auprès du lit de la malade ; elle y fut mise dans la journée, mais ce bain étant beaucoup trop chaud, les infirmières ajoutèrent de l'eau froide qui tomba sur ses jambes pendant qu'elle y était plongée. La malade poussa des cris, perdit connaissance et fut replacée dans son lit sans être à peine essuyée ; elle mourut dans la soirée.

Autopsie faite douze heures après la mort. — *Poitrine.* La partie postérieure du poumon gauche est gorgée de sang et friable. Le poumon droit est comme carnifié. En l'incisant, il s'écoule une grande quantité de sérosité sanguinolente. Les bronches sont rouges, injectées, et contiennent beaucoup de mucus. Le cœur n'offre rien d'anormal.

Abdomen. Les ganglions mésentériques sont tuméfiés, surtout ceux qui se trouvent aux environs du cœcum ; les intestins sont généralement injectés. La partie inférieure du duodénum contient de la bile de couleur jaune et du mucus. La membrane muqueuse de cet intestin offre une vive coloration en rouge qui s'affaiblit en s'approchant du jéjunum ; la fin de cet intestin et le commencement de l'iléon sont de nouveau fortement injectés. Développement des follicules isolés, ainsi que de quelques plaques de Peyer, autour desquelles on rencontre des ulcérations à bords d'un rouge sanglant. Le nombre des ulcérations va en augmentant à mesure qu'on approche du cœcum ; leur couleur devient livide : les unes sont profondes, les autres superficielles.

La valvule iléo-cœcale est rouge, injectée, boursoufflée, fongueuse, ulcérée; la même coloration existe dans le cœcum et dans les premières portions du colon.

Le foie est volumineux, un peu pâle.

La bile, qui était verte et très-liquide, ayant été examinée au microscope, m'a présenté ce que j'ai trouvé quelquefois, mais seulement dans des cas de fièvres graves, une multitude d'animalcules (*vibrions*) ayant un mouvement très-animé. Je signale ce fait en passant, pour montrer de quelles altérations les fluides sont suceptibles. J'y reviendrai plus tard, et je rapprocherai ce fait d'autres faits analogues, tels que ceux que j'ai observés dans les matières des cholériques.

L'estomac est distendu par des gaz, et teint en jaune à l'intérieur par de la bile. *Injection pointillée dans le grand cul-de-sac ; la membrane muqueuse y est molle et friable dans une grande étendue. Une injection fine et arborisée, de cou-*

leur noire, existe dans les autres points de cet organe.

Obs. IIe. — Fièvre continue ataxique; *salive acide;* injection de la substance cérébrale; sérosité épanchée dans les ventricules; *injection et ramollissement de la muqueuse gastrique dans une certaine étendue.* — Le 29 juin 1833, est entré à la Charité, salle Saint-Jean-de-Dieu, n° 21, un garçon cordonnier âgé de 19 ans : cet homme est d'une constitution robuste. Arrivé à Paris depuis deux mois et demi, il se dit malade depuis cinq jours.

Au début, céphalalgie, sentiment de courbature dans tous les membres; immobilité des traits; chaleur âcre à la peau; pouls plein, 115 à 120 pulsations par minute; parole lente. Le ventre est souple, non douloureux à la pression et sans gargouillement dans la région du cœcum; pas de vomissement ni de diarrhée. Anorexie, *salive légèrement acide.* (Saignée de 4 palettes, lavemens émolliens; eau d'orge.)

Le 30, le sang tiré la veille ne présente pas de couenne. La langue est blanche, sans rougeur sur les bords; *la salive est un peu acide.* Le mal de tête est moins fort. Il n'y a pas eu de vomissement ni de diarrhée. (40 sangsues sur l'abdomen, un pot de solution de sirop de groseille, un pot de chiendent édulcoré avec le sirop de gomme; lavement émollient; cataplasmes sur le ventre; diète.)

Le 1er juillet, délire hier dans la soirée; ce matin le malade ne répond pas aux questions qu'on lui adresse; il ne veut pas montrer sa langue; stupeur très-prononcée. (20 sangsues sur l'abdomen; tisane, lavement, etc., comme la veille.)

Le 2, stupeur moins marquée; le malade répond aux questions d'une manière juste; la langue est blanche, humide; *la salive est assez fortement acide*. La peau, au lieu d'être acide, offre le caractère alcalin d'une manière assez tranchée; elle ramène au bleu le papier rouge de tournesol humecté. Je ne dirai rien ici de cette modification de la transpiration cutanée sur laquelle j'ai fait les mêmes expériences que sur la salive; les faits que je possède feront l'objet d'un Mémoire particulier. Je me contenterai de dire que cette altération est assez rare; qu'elle est de très-mauvais augure en général, et qu'excepté dans quelques cas que je signalerai, je ne l'ai trouvée que chez des malades que l'on pouvait regarder comme frappés à mort. (16 sangsues aux apophyses mastoïdes; bain tiède, affusions d'eau froide sur la tête, tisanes et lavemens.)

Le 3, état comateux profond; continuation des

autres symptômes. *Salive acide.* (16 sangsues aux apophyses mastoïdes; saignée de 3 palettes; bain tiède avec affusions froides; une vessie de glace sur la tête pendant toute la journée; deux vésicatoires aux jambes; tisanes, etc.)

Le 4, le sang offre un caillot riche en fibrine, sans couenne. L'état comateux n'a pas cessé un instant; le malade ne s'est point réveillé; les paupières de l'œil gauche sont fortement contractées. (20 sangsues derrière les oreilles; bouillon de veau émétisé; sinapismes aux jambes. etc.)

Le malade expire le lendemain à cinq heures du matin.

Autopsie faite 29 heures après la mort. — *Ouverture du crâne.* — Le cerveau remplit exactement la dure-mère; la surface des circonvolutions cérébrales est poisseuse et présente une vive injection.

Les fosses occipitales contiennent environ une cuillerée de sérosité légèrement trouble. L'injection existe à la base du cerveau comme au sommet. La substance cérébrale est pointillée, et le sang en sort par gouttelettes à chaque incision. Consistance ordinaire; la substance grise est fortement colorée.

Le ventricule latéral gauche contient à peu près deux cuillerées d'une sérosité un peu trouble; de la sérosité sanguinolente existe dans le ventricule droit. Les plexus choroïdes sont très-injectés; la surface des corps striés offre une injection de vaisseaux très-développés. La protubérance annulaire ne présente rien à noter; il y a seulement une légère injection dans le cervelet.

Poitrine. Les poumons sont sains; d'anciennes adhérences existent du côté droit; un peu de rougeur dans les bronches. Le cœur est à l'état normal.

Abdomen. Les intestins ne présentent pas d'injections : les plaques de Peyer ne s'élèvent pas au-dessus de la membrane muqueuse. Pas de traces d'injection ni d'ulcérations dans l'iléon et le cœcum : on ne trouve que quelques vers lombrics. Le colon ascendant et le transverse sont assez fortement injectés. La vessie est distendue par de l'urine très-claire.

Etat normal du foie; un peu de mollesse seulement de son tissu.

La membrane muqueuse gastrique est saine dans les quatre cinquièmes de son étendue; elle est blanche et sans injection; *le grand cul-de-sac offre une rougeur pointillée avec ramollissement pulpeux de sa membrane.*

Obs. IIIe. — Nouveau séjour à Paris. Fièvre continue, délire, stupeur; *salive acide.* Traitement par les émissions sanguines et les émolliens. Mort. Injection et ulcérations des plaques de Peyer. *Injection et ramollissement de la membrane muqueuse gastrique.* — Le 8 juillet 1833, est entré à la Charité, salle Saint-Jean-de-Dieu, n° 18, un tailleur âgé de 19 ans. Arrivé à Paris depuis un an, il n'éprouve ni ennui ni chagrin, et se nourrit bien.

Il a d'abord commencé par perdre l'appétit, il y a sept jours, puis est survenue une abondante diarrhée sans vomissemens. Lorsque nous voyons le malade, la stupeur est déjà prononcée; le pouls bat 96 fois par minute; il y a de l'incohérence dans les idées. *La salive est épaisse et rougit fortement le papier bleu de tournesol.* (20 sangsues sur le ventre, cataplasmes, lavemens; tisane d'orge et diète.)

Le 9, même état que la veille; la langue est très-sèche; la diarrhée persiste, *la salive est acide.* (30 sangsues sur le ventre; lavement chloruré; solution de sirop de groseilles; diète.)

Les 10 et 11, le pouls est environ à 110 pulsations par minute; la chaleur de la peau est âcre, surtout sur le ventre; le malade laisse aller sous lui; pas de vomissement; stupeur profonde; plaintes et gémissemens : *la salive est acide.* (Le 10, 12 sangsues dans la région du cœcum; le 11,

15 sangsues au même point; lavement; sirop de groseilles, etc.)

Les 13 et 14, il s'est manifesté une éruption considérable de grosses pustules remplies d'un pus séreux, sur la fesse droite; la langue est sèche et grillée; le ventre ballonné; le pouls *bis-feriens;* l'agitation a été grande pendant la nuit. (2 vésicatoires aux jambes; limonade citrique; lavement d'amidon; deux bouillons.)

Les 15, 16, 17 et 18, l'état du malade continue à s'aggraver; les pustules de la fesse se sont affaissées et transformées en ulcérations; la stupeur est moins forte, et il y a moins d'agitation pendant la nuit. Le malade laisse aller sous lui; le pouls s'affaiblit; langue de perroquet. Mort.

Autopsie faite 36 *heures après la mort.* — *Crâne.* Le cerveau est d'une bonne consistance; il est volumineux; son poids est de trois livres deux onces.

Poitrine. Les poumons sont sains; le cœur flasque et mou.

Abdomen. Météorisme; les intestins sont distendus par des gaz. Les ganglions mésentériques ont une teinte grise et sont tuméfiés. Follicules de Brunner non développés, pas de rougeur dans le commencement du jéjunum. Plaques de Peyer nombreuses et tuméfiées; quelques unes parmi les premières que l'on rencontre sont ulcérées, les unes au centre, les autres sur les bords, et environnées d'un cercle rouge et injecté; les dernières plaques offrent de nombreuses et profondes ulcérations. La valvule iléo-cœcale est rongée d'ulcérations. *L'estomac est distendu; sa membrane muqueuse est ramollie, surtout dans le grand cul-de-sac; une vive injection existe aux environs du cardia.*

Obs. IVe. — Nouveau séjour à Paris; point de côté, frisson, toux. Pleurésie à gauche, pneumonie à droite; tout à coup nausées, vomissemens, diarrhée. *Extrême acidité de la salive.* Traitement antiphlogistique énergique; saignées générales et locales répétées. Mort. Epanchement purulent dans la plèvre gauche; hépatisation circonscrite du lobe supérieur du poumon droit. *Injection vive dans l'estomac; ramollissement, désorganisation presque complète de sa membrane muqueuse.* Pas d'ulcérations ni même de rougeur marquée dans les intestins. — Je ne donnerai pas cette observation, quoique intéressante sous tous les rapports, dans toute son étendue, afin de ne pas allonger inutilement ce travail. Il me suffira de dire que la malade qui en fait l'objet était une jeune fille de 21 ans, arrivée à Paris depuis trois mois, et qui entra le 23 avril

1833 à la Charité, au n° 6 de la salle Sainte-Madeleine.

Elle avait été prise huit jours auparavant d'une douleur dans le côté gauche de la poitrine, au-dessous des côtes, à la suite de laquelle survinrent des frissons et de la toux; elle avait continué à travailler pendant trois jours, et pendant les cinq autres jours qu'elle passa chez elle dans son lit, elle s'était fait appliquer quarante sangsues en trois fois sur le point douloureux; il y avait eu un peu de soulagement. Néanmoins l'épanchement envahit rapidement tout le côté gauche, et bientôt on remarqua du côté droit des symptômes de pneumonie. La maladie fut vivement attaquée par les émissions sanguines générales et locales, les émolliens, vésicatoires, etc. Dans l'espace de moins de vingt jours, on appliqua soixante-cinq sangsues et deux ventouses scarifiées, tant sur le côté gauche que sur le côté droit, sans compter les quarante sangsues que la malade s'était fait mettre chez elle, et outre une autre application que l'on fit à l'épigastre. On lui pratiqua quatre saignées de quatre, de trois et de deux palettes.

Le 27, quatrième jour de son entrée à l'hôpital, les symptômes paraissaient s'amender du côté de la poitrine; la respiration était assez calme, sans douleur; le point de côté avait disparu; le bruit respiratoire commençait à s'entendre dans le côté gauche; la peau était fraîche; le sommeil avait été bon la nuit précédente, mais le pouls était encore à 120; la langue était recouverte d'un enduit blanc, sans rougeur sur les bords; il y avait des nausées; l'épigastre était un peu douloureux; *la salive avait une acidité prononcée.*

Le 28, même état à peu près; la peau est plus chaude que la veille; le pouls a la même fréquence. La respiration revient bien : *salive très-acide.*

Le 29, il est survenu de la diarrhée, de la céphalalgie, les nausées continuent; la chaleur est âcre; le pouls bat de 125 à 130 fois: *la salive est très-acide.*

Le 30, la respiration devient de plus en plus libre; le facies est calme; la chaleur médiocre; le pouls ne bat plus que 112 fois; la diarrhée s'est arrêtée, mais il y a eu des vomissemens; la langue est chargée, *la salive acide.* Les vomissemens continuent pendant les jours suivans. La diarrhée ne revient pas. Le 2 mai, la malade a pris deux bouillons coupés.

Le 3 mai, vomissemens bilieux abondans; épigastre douloureux; *salive très-acide.*

Le 4, les vomissemens persistent. 112 pulsations. (12 sangsues à l'épigastre; cataplasmes;

lavemens émolliens; solution de sirop de groseilles; diète.)

Le 6, la malade est extrêmement faible, la peau est très-chaude, la langue est sèche, très-rouge sur les bords; néanmoins le caractère acide de la salive a momentanément disparu; elle est neutre; il n'y a pas eu de vomissement; quelques selles liquides, peu abondantes et bilieuses; délire pendant la nuit; le ventre n'est ni ballonné ni douloureux.

Le 7, très-légère amélioration. Pas de selles. *La salive est d'une extrême acidité; elle rougit le papier bleu de tournesol comme le ferait du vinaigre.* On met 24 grains de magnésie calcinée dans une potion; après l'avoir prise, vers le milieu de la journée, la malade me présente beaucoup moins d'acidité de la salive.

Le 8, la nuit a été très-agitée, néanmoins l'expression du visage est assez bonne; ni selles ni vomissemens. *La salive est très-acide.*

Le 9, délire pendant toute la nuit. Pouls 120; ni selles ni vomissemens; *salive très-acide.*

Le 11, grande agitation pendant toute la nuit. Morte à neuf heures du matin.

Autopsie faite 24 heures après la mort. — Poitrine. — Epanchement purulent dans la cavité gauche; fausses membranes épaisses recouvrant les plèvres; hépatisation rouge du lobe supérieur du poumon droit, etc. L'intérieur du cœur, de l'aorte, des artères pulmonaires, de la veine-cave et des autres gros vaisseaux, est d'une teinte rouge plus ou moins foncée.

Abdomen. — Il y a quelques follicules développés dans le duodénum, mais sans injection ni rougeur, non plus que dans le reste des intestins; pas d'ulcération. L'estomac est médiocrement distendu par des gaz; il contient à peu près un demi-verre d'un liquide légèrement verdâtre; ses parois sont minces; en aucun point la membrane muqueuse ne présente l'état mamelonné. *Il existe une injection considérable dans toute l'étendue de l'estomac, de vaisseaux rouges ou bruns et arborisés. La rougeur est surtout très-vive le long de la petite courbure et aux environs du cardia;* l'œsophage est blanc, et il n'y a non plus aucune trace de rougeur au pylore ni dans le duodénum; il n'y a d'ulcération en aucun point de la muqueuse gastrique, *mais elle est tellement molle dans presque toutes ses parties, qu'elle s'enlève comme une pulpe, quand on cherche à la détacher; il est impossible d'en enlever le moindre lambeau*, etc.

Je pourrais, si je ne craignais de donner trop d'étendue à ce Mémoire, rapporter une observation intéressante de phlébite survenue à la suite d'une saignée du bras dans un cas de pneumonie. La salive, qui était restée alcaline pendant le commencement de la maladie, devint tout à coup d'une extrême acidité en même temps que se déclara la phlébite, et ce caractère persista jusqu'à la mort; l'estomac de ce malade fut trouvé non point rouge, mais il présentait une injection de vaisseaux de couleur noire, et la membrane muqueuse était considérablement amincie et ramollie dans le grand cul-de-sac.

Dans les quatre observations que je viens de citer, j'ai montré la coïncidence de la lésion de l'estomac, que l'on attribue le plus généralement à ce que l'on appelle l'inflammation, avec l'acidité de la salive; pour compléter cette première série, il faudrait peut-être rapporter des observations dans lesquelles la salive, ayant été trouvée alcaline pendant toute la durée de maladies, telles que pneumonies, pleurésies, encéphalites, etc., l'estomac n'a présenté à l'examen aucune altération analogue : si je ne craignais pas d'être trop long, je n'aurais que le choix à faire parmi les observations de ce genre; j'ai, en effet, rencontré la salive alcaline dans un grand nombre de maladies, et dans plusieurs cas, j'ai eu occasion de vérifier sur le cadavre l'état de l'estomac; j'ai encore actuellement sous les yeux deux observations, l'une d'encéphalite, l'autre de pneumonie, dans lesquelles la salive n'ayant subi aucune altération pendant la vie, l'estomac n'a offert aucune altération appréciable ni dans sa couleur, ni dans le développement de ses vaisseaux, ni dans l'aspect et la consistance de ses membranes.

Je n'ai rien dit du caractère chimique des liquides trouvés dans l'estomac lui-même; leur nature dépend de celle des boissons dont les malades ont fait usage, et quelquefois de la présence de la bile.

DEUXIÈME SÉRIE.

OBS. Ire. — Fièvre continue, symptômes bilieux, pas de vomissemens; *salive d'abord alcaline, devenant peu à peu neutre, puis acide, et reprenant son caractère alcalin à la fin de la maladie.* Traitement antiphlogistique et émollient. Guérison. — Le 28 juin 1833, est entré à la Charité, au n° 5 de la salle Saint-Jean-de-Dieu, un cordonnier âgé de 25 ans, à Paris depuis quatre ans, santé habituellement bonne.

Au début, sentiment de faiblesse générale dont le malade dit se ressentir déjà depuis près de six mois. Point de céphalalgie, pas de diarrhée ni de vomissemens; chaleur à l'abdomen; un peu de gargouillement dans la région du cœcum. Langue blanche, plénitude du pouls, 116 pulsations. *Salive alcaline.* (15 sangsues à l'anus, lavement, tisane, etc.)

Le 23, teinte jaune de la peau; le foie déborde un peu les fausses côtes; pas de diarrhée ni de vomissement; pouls 112; urines fétides; langue blanche, épigastre douloureux à la pression; *salive alcaline.* (Saignée de 4 palettes, tisane, lavement, etc.)

Le 24, il n'y a pas de couenne sur le caillot du sang tiré la veille. Moins de chaleur à la peau; deux selles liquides; langue blanche, *salive alcaline.*

Le 25, la teinte jaune de la peau se fonce de plus en plus, le malade se trouve bien. Je note ici en passant l'alcalinité des urines; je traiterai plus tard de cette espèce de modification. (18 sangsues à la région du foie, lavement, tisane, cataplasme.)

Le 26, plus de douleur dans la région du foie; l'amélioration se soutient, les urines ont repris leur caractère normal. *La salive est bien alcaline.*

Les 27, 28 et 29, la teinte jaune devient encore plus foncée; elle est au plus haut degré; il survient d'abondans épistaxis; grande faiblesse; nausées, pas de selles; pendant ces trois jours *la salive est acide.* (Même traitement.)

Le 30, plusieurs vomissemens; le malade se sent un peu soulagé. Epistaxis; fétidité de la bouche. *Salive neutre.*

Le 1er juillet, amélioration; la teinte jaune diminue; épistaxis; pas de vomissemens; *salive alcaline.* La transpiration cutanée est elle-même devenue alcaline. Il semblerait que les élémens de la bile se mêlent à la sueur.

Ce malade revint lentement à la santé; sa convalescence fut extrêmement longue; elle fut encore troublée par de nombreux abcès qui se formèrent en plusieurs points du corps, dans le tissu cellulaire sous-cutané. Quelques symptômes d'irritation gastrique se montrèrent de nouveau, accompagnés de l'acidité de la salive. L'état de la peau et de la sécrétion cutanée chez ce malade me fournira par la suite de nouvelles considérations, lorsque j'analyserai dans un travail particulier les modifications pathologiques de la sueur.

Quoique l'observation précédente ne présente pas de symptômes de l'irritation gastrique à un haut degré, elle me paraît néanmoins intéressante pour le sujet que je traite; après s'être emparée du foie, et n'avoir donné lieu, dans les premiers temps, qu'à des phénomènes bilieux, il semble que l'on voit l'inflammation se communiquer ensuite à l'estomac lui-même, et en même temps survient l'acidité de la salive, qui disparaît lorsque l'estomac est calmé.

Obs. IIe. — Nouveau séjour à Paris; mauvaise nourriture; frisson, sentiment de courbature, épistaxis, pas de vomissement, douleur à l'épigastre, langue chargée, *salive très-acide.* Traitement par les émissions sanguines et les émolliens. Guérison. *La salive revient à son alcalinité.* — Le 11 janvier 1834, est entré à la Charité, salle Saint-Jean-de-Dieu, n° 10, un étudiant en médecine âgé de 22 ans; il est arrivé à Paris depuis cinq mois, se nourrit habituellement mal; sa santé a été bonne jusqu'à présent. Il y a huit jours, il a éprouvé des frissons, du brisement dans tous les membres; douleur lombaire, épistaxis; perte d'appétit, coliques sans diarrhée; il y a trois semaines, il a eu quelques selles liquides pendant plusieurs jours. Prostration, légère stupeur, dégoût pour les alimens; l'épigastre est douloureux à la pression; la langue est couverte d'un enduit épais; *la salive est très-acide.* (Saignée de 3 palettes, 24 sangsues sur le ventre, cataplasmes, lavemens, tisane.)

Le 13, continuation des mêmes symptômes. *Salive acide.* (Nouvelle saignée de 3 palettes, etc.)

Le 14, amélioration sensible. (12 sangsues sur le ventre, etc.)

Le 15, le malade se trouve beaucoup mieux; il n'a plus de dégoût pour les alimens; l'épigastre n'est plus douloureux; la langue n'est presque plus chargée; *la salive est presque neutre.* (Cataplasme, lavement, tisane.)

Le 16 et les jours suivans, le malade revint rapidement à la santé, la chaleur et la fréquence du pouls cessèrent, la langue se nettoya, l'appétit revint et *la salive reprit aussi son alcalinité.*

Obs. IIIe. — Symptômes de gastro-entérite. Courbature. Colique, diarrhée, *vomissemens, acidité de la salive.* Traitement antiphlogistique; amélioration. — Il survient un épanchement dans le côté gauche de la poitrine, puis *des vomissemens bilieux abondans; l'acidité de la salive reparaît;* érysipèle de la face; éruption scarlatineuse à la surface du corps; nouvelles émissions sanguines; *les symptômes gastriques cessent et la salive revient à son état normal.* — Le 25 mai 1833, est entrée à la Charité, salle Sainte-Madeleine, n° 5, une domestique âgée de 24 ans, d'une bonne santé habituelle, bien menstruée, n'ayant jamais fait de grande maladie. Il y a huit jours elle a été prise de faiblesse, de lassitude dans les membres, en même temps coliques et diarrhée; cinq à six selles liquides par jour. Anorexie, soif ordinaire; pouls peu développé battant 100 fois par minute. La langue est blanche au milieu, rouge sur les bords et à la pointe. Le ventre est tendu, dur, douloureux à la pression, surtout à l'épigastre; *salive acide.* Intelligence intacte, pas de stupeur. (20 sangsues à l'anus, cataplasme sur le ventre, lavement, tisane et diète.)

Le 26, même état, *salive acide.* (20 sangsues à l'épigastre, etc.)

Le 27 et le 28, nausées, dégoût pour les alimens, langue très-chargée, *salive très-acide.* (Saignée de 4 palettes, lavemens, etc.)

Le 30, il y a des vomissemens de matières bilieuses; la malade se sent un peu mieux; *la salive me paraît moins acide;* il y a encore quelques coliques.

Le 31, vomissement; *salive légèrement acide.*

Du 4 au 16 juin, la salive devient d'abord de moins en moins acide, puis neutre; la malade ne vomit plus, puis tout à coup, après avoir mangé, les nausées reparaissent, ainsi qu'une vive douleur à l'épigastre; la salive redevient aussi très-fortement acide; la malade est faible, n'a point d'appétit. Sous l'influence d'une nouvelle émission sanguine locale, de lavemens émolliens, de tisanes rafraîchissantes et de bains, ces symptômes disparaissent, et la salive elle-même était neutre, lorsqu'il se forme un épanchement dans le côté gauche de la poitrine à la suite d'un refroidissement. Le traitement est dirigé contre cette nouvelle affection, lorsque du 25 au 26 de nouveaux vomissemens bilieux très-abondans surviennent, et l'acidité de la salive se prononce d'une manière intense. Un érysipèle de la face se manifeste et les symptômes gastriques se calment; la salive est presque neutre. Une éruption érythématique recouvre bientôt presque tout le corps; les vomissemens cessent; la malade se trouve beaucoup mieux; elle éprouve de vives démangeaisons à la peau, et sa salive revient à l'état neutre, puis enfin je la trouve franchement alcaline; après quelques autres alternatives moins importantes, la convalescence s'établit tout-à-fait, les fonctions digestives s'exercent convenablement, et la malade sort guérie; elle n'a ressenti véritablement de l'appétit que lorsque la salive a repris son caractère alcalin.

Obs. IVe. — *Symptômes de gastrite franche sans complication; acidité de la salive paraissant et disparaissant plusieurs fois, suivant la marche de la maladie et l'influence du traitement.* — Alphonsine Chaulin, âgée de 23 ans, couturière, née à Rouen, jouissait autrefois d'une bonne santé : après avoir fait beaucoup d'excès et subi un traitement anti-vénérien, elle perdit l'appétit, vit diminuer son embonpoint, s'effacer sa fraîcheur ; elle éprouva des pesanteurs d'estomac après les repas, de l'altération, des rapports aigres. Lorsque je la vis, ses traits étaient altérés, la langue rouge, un peu sèche ; l'épigastre était extrêmement sensible à la moindre pression, et la salive rougissait le papier bleu de tournesol, comme eût pu faire du vinaigre. Je mis cette femme aux boissons rafraîchissantes, à la diète, et je prescrivis plusieurs applications de sangsues à l'épigastre. Son état s'améliora très-sensiblement en peu de temps, l'appétit revint, le sentiment d'aigreur à l'arrière-bouche ne se faisait plus sentir ; l'épigastre supportait facilement la pression, et en peu de jours la salive devint neutre. Quelques jours plus tard, de simples précautions de régime suffirent pour la rendre tout-à-fait alcaline. De nouveaux écarts de vie ramenèrent les mêmes accidens, et la malade entra à l'hôpital de la Charité, le 7 août 1833, salle Sainte-Madeleine, n° 15. Les mêmes moyens de traitement furent employés et produisirent les mêmes résultats : cette femme sortit convalescente au bout de douze jours, mangeant assez bien et sans aucune acidité de la salive. Elle retomba une troisième fois, et rentra à la Charité en présentant exactement les mêmes symptômes. Nouveau traitement, nouvelle amélioration. La salive, qui était fortement acide, redevint encore une fois franchement alcaline, et la malade jouissait d'une bonne santé et digérait parfaitement bien lorsqu'elle quitta l'hôpital.

J'ai eu, dans le courant du mois de mars dernier, l'occasion d'observer un fait analogue; c'était un cas de gastrite beaucoup moins intense et plus récente; il y avait en même temps quelques symptômes bilieux qui me faisaient hésiter entre l'emploi d'un émétique et les émissions sanguines; la salive étant fortement acide, je me déterminai à prescrire en huit jours deux applications de sangsues, l'une à l'anus, l'autre à l'épigastre; quelques boissons émollientes, des lavemens et la diète. La malade fut entièrement guérie au bout de ce temps; l'appétit, qui était remplacé par un dégoût profond des alimens avant le traitement, revint aussi, et cette malade, après quelques jours de repos, reprit ses occupations.

Je pourrais rapporter encore plusieurs autres faits de ce genre dont je possède les observations, mais je suis forcé de me borner.

Maintenant il faudrait, pour compléter ce Mémoire et pour établir la contre-épreuve des faits que j'avance, présenter une nouvelle série d'observations dans lesquelles des symptômes *d'embarras gastrique*, *d'état saburral*, sans irritation ni inflammation, ayant eu lieu, la salive se serait montrée alcaline, et les malades auraient guéri sous l'influence des purgatifs et des vomitifs.

Je sens parfaitement l'importance de semblables observations pour confirmer la valeur des caractères que j'annonce, mais je ne me suis pas encore trouvé à même d'en recueillir de ce genre. Plusieurs fois j'ai rencontré, dans le service auquel j'ai été attaché à l'hôpital de la Charité, des malades ayant la langue chargée, des nausées, que je croyais bien n'être affectés que d'embarras gastrique, et qui me présentaient la salive alcaline; mais le traitement n'étant pas généralement dirigé dans le sens qu'il eût fallu pour vérifier mon diagnostique, je n'ai pas recueilli ces observations. Voici le seul cas intéressant, sous ce rapport, que je puisse citer actuellement: Une jeune femme, couchée au n° 3 de la salle Sainte-Madeleine, se présenta à notre observation dans l'état suivant: prostration, lassitude dans les membres, anorexie, langue couverte d'un enduit jaunâtre et sans rougeur sur les bords; nausées; physionomie triste et abattue; chaleur intense de la peau;

épigastre indolent; pouls fréquent, 100 à 110 pulsations tous les matins; trois ou quatre applications de sangsues furent faites à cette malade sur l'abdomen, sans aucune amélioration marquée; lavemens; cataplasmes; tisanes rafraîchissantes; diète.

J'avais remarqué que la salive n'avait pas cessé un instant de conserver son caractère alcalin, et cette circonstance me faisait désirer qu'on essayât l'emploi des purgatifs : j'eus l'occasion de tenter cette méthode sur cette malade, et je lui fis prendre une bouteille d'eau de Sedlitz; ce purgatif fut suivi de plusieurs garderobes abondantes; dès le lendemain matin, je fus frappé de l'air gai et riant de cette femme; la tristesse dont sa physionomie était empreinte avait fait place à un véritable épanouissement des traits; sa parole n'était plus lente, et à ma première question elle me répondit avec vivacité qu'elle était guérie. En effet, la langue commençait à se nettoyer, déjà l'appétit se faisait sentir; il y avait de la moiteur et une douce chaleur à la peau, et le pouls était souple; il était tombé à environ 80 pulsations par minute : une seconde bouteille d'eau de Sedlitz fut administrée, et dès le second jour la guérison était complète.

Je suis fâché de n'avoir pas eu l'occasion de

me laisser diriger par les caractères de la salive dans un plus grand nombre de cas de ce genre aussi tranchés. Lorsque mes occupations me permettront de reprendre ces recherches, je ne manquerai sans doute pas d'occasion de recueillir des faits analogues dans plusieurs services des hôpitaux, et même je pourrai voir l'emploi des purgatifs et des émétiques dans des cas qui me paraîtront de nature inflammatoire, d'après l'acidité de la salive : ces différens faits se contrôleront ainsi les uns les autres. Peut-être aurais-je dû attendre qu'ils fussent réunis et complets avant de publier ce travail ; mais ce que j'avance aujourd'hui me paraît déjà assez positif pour mériter quelque attention ; c'est le résultat de près de deux ans d'observation, et il ne me faudra pas moins de temps encore dans les circonstances moins favorables où je me trouve maintenant pour les compléter. En effet, si les embarras gastriques sans irritation ne sont point rares, il faut avouer pourtant que cet état est beaucoup moins fréquent que celui qui dépend de l'irritation de l'estomac. Plusieurs cas de ce genre se sont déjà offerts à moi dans les malades que j'ai soignés en ville, tandis que depuis six mois je n'ai pas encore eu l'occasion de rencontrer un état saburral franchement prononcé.

Je vais terminer cette seconde série d'observations par un cas assez curieux qui m'a offert une expérience toute faite, telle à peu près que j'eusse pu la désirer pour confirmer mes recherches.

Le 27 avril 1833, est entrée à la Charité, salle Sainte-Madeleine, n° 13, une domestique âgée de 19 ans, qui, dans un désespoir amoureux, avait avalé un verre d'eau de javelle. Cet empoisonnement fut suivi de vomissemens; la langue devint rouge et se sécha. Lorsque je vis cette malade, il y avait peu de douleur dans la région de l'épigastre, mais la *salive était fortement acide.* Après un traitement doux et émollient employé pendant quelques jours, la langue s'humecta, la malade se sentit mieux, la salive devint d'abord neutre, puis elle reprit bientôt, en même temps que la guérison eut lieu, son caractère normal d'alcalinité.

J'aurais pu augmenter beaucoup le nombre des observations de cette série, dans lesquelles j'ai trouvé l'acidité de la salive plus ou moins prononcée et coïncidant avec des affections variées des voies digestives ; ainsi j'ai sous les yeux neuf observations d'entérite typhoïde à divers degrés d'intensité, dans lesquelles j'ai trouvé ce caractère accompagnant d'autres symptômes gastriques, deux cas de péritonite aiguë avec vomissemens, vive douleur à l'épigastre, etc.; deux cas de colique métallique, deux cas d'ictère, six cas de diverses affections de l'estomac moins bien caractérisées, telles que gastrite légère, affections chroniques, vomissemens à la suite d'une lésion traumatique, etc., dans lesquels la salive s'est aussi montrée acide pendant un certain temps pour redevenir ensuite alcaline sous l'influence du traitement et de la guérison; mais l'histoire détaillée de ces observations m'entraînerait beaucoup trop loin.

J'ai dit précédemment que j'avais rencontré souvent la salive alcaline dans des cas de maladies étrangères à l'appareil digestif, telles que pneumonies, pleurésies, encéphalites; mais on n'ignore pas que très-fréquemment des affections de ce genre ayant leur siége primitif et principal dans des organes éloignés de l'estomac, se compliquent de symptômes gastriques, tels que douleur à l'épigastre, sécheresse et rougeur de la langue, vomissemens même, etc. C'est ce que j'ai rencontré plusieurs fois, et alors la modification de la salive répondait à ces autres symptômes; plusieurs cas de fièvres éruptives et d'affections de l'utérus m'ont paru particulièrement remarquables sous ce rapport.

Ainsi, dans dix cas de diverses maladies de poitrine, telles que pneumonies, pleurésies et tubercules, dans quatre cas de fièvre intermittente, tierce ou quotidienne, dans un égal nombre d'affections rhumatismales aiguës, dans deux cas d'affection de l'utérus à la suite de couches, dans deux cas de céphalalgie intense, et dans un d'angine aiguë, j'ai trouvé la salive acide pendant un certain temps de la durée de la maladie; généralement ce fluide a repris son caractère normal lors de la convalescence ou de la guérison. Très-souvent la salive s'est montrée acide chez les femmes mal réglées à l'époque des règles. Enfin j'ai sous les yeux deux observations de rougeole et deux de variole dans lesquelles la salive a présenté cette modification en même temps que les autres symptômes d'irritation gastrique.

Je ne crois pas devoir entrer dans le détail de ces observations, persuadé que les faits que j'ai rapportés dans le courant de ce Mémoire suffisent pour appeler l'attention des médecins sur le caractère que je signale, caractère physique, d'une appréciation facile pour tout le monde, et qui me semble mériter un examen attentif; j'espère que l'on voudra bien accorder quelque intérêt à un fait si positif qui ne s'appuie sur aucun esprit de système, ni sur des théories hasardées, et qu'on lui laissera prendre rang dans la science, si l'observation postérieure vient en démontrer l'exactitude.

La considération de l'acidité de la salive et du suc gastrique est encore intéressante sous le rapport du régime élémentaire des malades. On conçoit en effet qu'il est des substances que les acides ont la propriété de modifier de telle manière qu'elles deviennent d'une digestion difficile. Je ne citerai, pour le moment, qu'un exemple. Dans les affections de l'estomac on prescrit souvent le lait aux malades; on sait que dans bien des cas ils ne peuvent le supporter, et je crois qu'il est facile d'en indiquer la raison. Le lait, en arrivant dans l'estomac, ne tarde pas à être coagulé par les acides qu'il y rencontre, et ce coagulum n'est pas facile à digérer pour tous les estomacs. J'ai particulièrement remarqué cet inconvénient du lait chez quelques personnes qui avaient la salive fortement acide, et je me suis bien trouvé de remplacer cette substance par des laits de poule; la soude contenue dans l'albumine de l'œuf avait peut-être pour effet de neutraliser une partie de l'excès d'acide contenu dans l'estomac.

RÉSUMÉ.

1° L'alcalinité de la salive a été reconnue depuis long-temps; mais elle n'a été bien démontrée que dans ces derniers temps, particulièrement par les expériences de Tiedemann et Gmélin.

2° Depuis Haller jusqu'à nous il n'a rien été ajouté de nouveau à nos connaissances sur les usages physiologiques de ce fluide.

3° On peut résumer les usages que tous les physiologistes ont attribués à la salive de la manière suivante. En premier lieu, humecter la bouche, favoriser les mouvemens de la langue, faciliter la parole, la déglutition; secondement, pénétrer les alimens, leur faire subir une première altération, et aider l'action dissolvante du suc gastrique.

4° Les auteurs anciens et modernes n'ont rien

dit du rôle que joue le principe alcalin de la salive.

5° Outre les usages qu'on lui attribue généralement, la salive, d'après mes recherches, sert à neutraliser l'excès d'acide du suc gastrique; ceci est appuyé, 1° sur l'état neutre du suc gastrique, constaté par la plupart des expérimentateurs, lorsque l'estomac est vide d'alimens, et que le suc gastrique est mêlé à une plus ou moins grande quantité de salive; 2° sur l'impossibilité que cet effet ne se produise pas, la soude de la salive se trouvant en contact avec l'acide du suc gastrique; 3° sur la nature des sels contenus dans le suc gastrique dont une grande partie est à base de soude.

6° Les différences que tous les physiologistes ont trouvées dans la composition du suc gastrique, et surtout dans son degré d'acidité, dépendent de son mélange avec une plus ou moins grande quantité de salive, circonstance dont personne n'a tenu compte jusqu'à présent.

7° 24 grammes de ma salive neutralisent 1 centigramme d'acide chlorhydrique concentré.

8° On peut estimer à environ 390 grammes la quantité de salive qui se sécrète en vingt-quatre heures dans l'état ordinaire; cette quantité de salive peu neutraliser 16 centigrammes d'acide chlorhydrique concentré.

9° La salive qui est ordinairement alcaline devient acide dans certains cas.

10° L'acidité de la salive est une des principales causes de la carie générale des dents, qui est si fréquente dans les affections chroniques de l'estomac.

11° Les altérations ou les pertes de la salive sont considérées par tous les auteurs comme une cause de trouble des fonctions digestives et d'amaigrissement.

12° La fumée de tabac n'altère point les propriétés alcalines de la salive, et, sous ce rapport, l'usage de fumer, loin d'avoir les inconvéniens dont parlent les auteurs, peut être avantageux aux personnes qui en ont l'habitude et qui ne rejettent pas leur salive.

13° L'ardeur et les aigreurs qui se font sentir à la gorge et à l'estomac tiennent à ce que l'excès d'acide du suc gastrique n'est pas suffisamment neutralisé, soit parce qu'il est sécrété en trop grande quantité, soit par suite des altérations de la salive; de là vient l'utilité de l'emploi des sels alcalins.

14° Le suc pancréatique joue probablement, relativement aux intestins, le même rôle que la salive par rapport à l'estomac.

15° La connaissance des altérations chimiques

des fluides sécrétés peut servir utilement la pathologie et la thérapeutique en éclairant la marche des maladies, et en avertissant des premiers dérangemens de la santé.

16° La principale modification chimique qu'éprouve la salive, son acidification, est sous l'influence d'une altération des fonctions digestives.

17° Cette acidité de la salive coïncide le plus souvent avec un état d'irritation ou d'inflammation de l'estomac, primitive ou secondaire, et peut servir à établir le diagnostique différentiel de quelques affections gastriques.

18° Enfin, cette altération de la salive peut devenir à son tour la cause de troubles dans l'économie, en nuisant aux fonctions de l'estomac qu'elle ne garantit plus contre l'excès de son acide.

FIN.

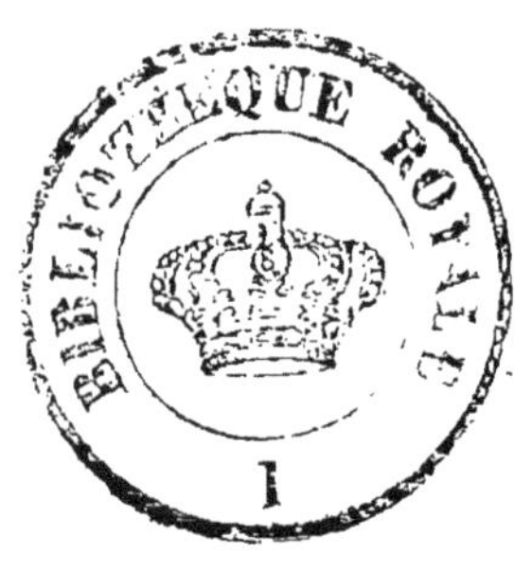

TABLE DES MATIÈRES.

FIN DE LA TABLE.

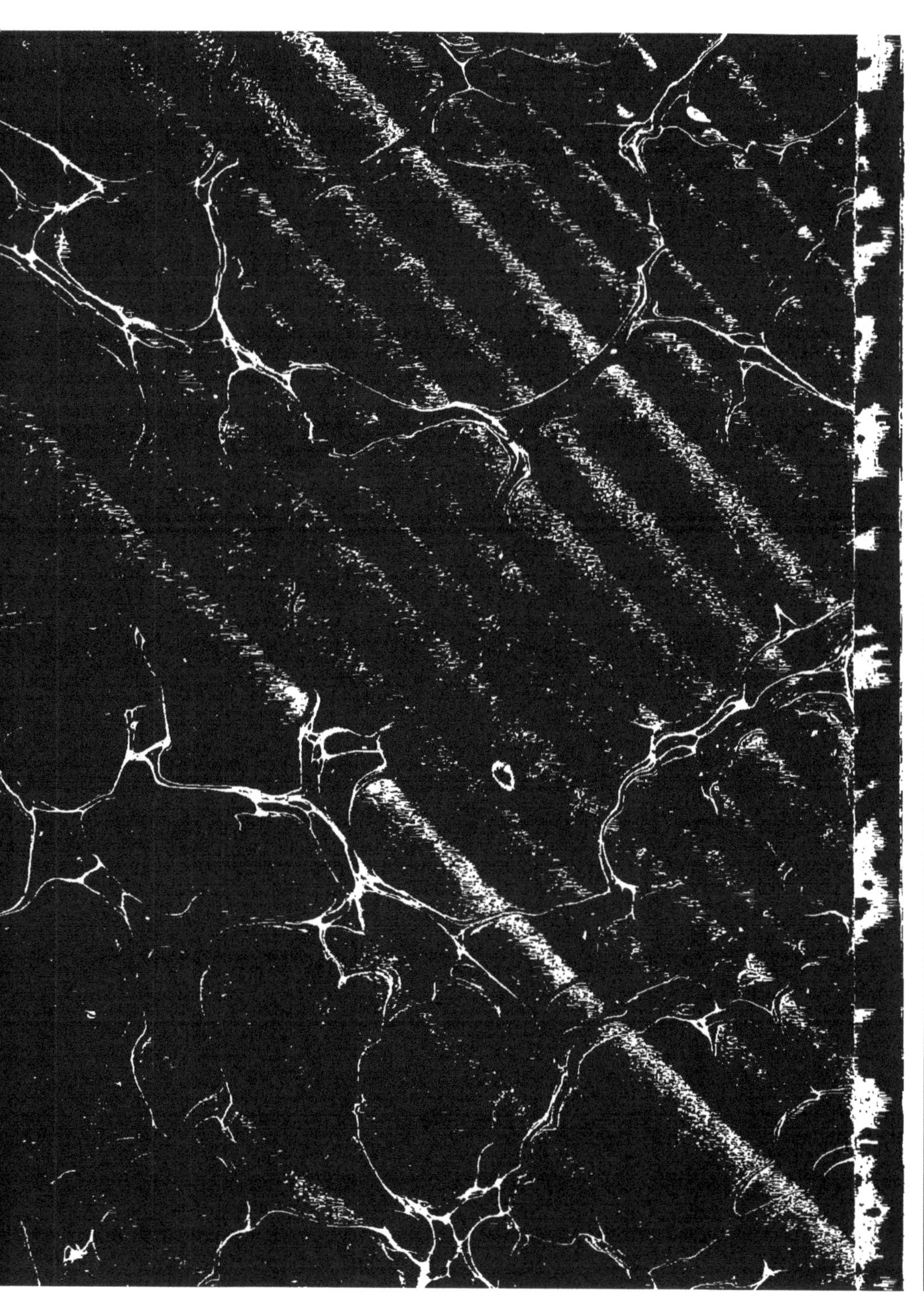

www.ingramcontent.com/pod-product-compliance
Ingram Content Group UK Ltd.
Pitfield, Milton Keynes, MK11 3LW, UK
UKHW031049260726
13965UKWH00006B/997